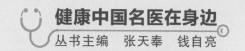

健康中国名医在身边

丛书主编 张天奉 钱自亮

手到痛除
颈肩腰腿痛一本通

许能贵◎主编

SPM 南方出版传媒

广东科技出版社 | 全国优秀出版社

·广州·

图书在版编目（CIP）数据

手到痛除：颈肩腰腿痛一本通／许能贵主编. —广州：广东
科技出版社，2021.1
（健康中国名医在身边／张天奉，钱自亮主编）
ISBN 978-7-5359-7606-2

Ⅰ．①手…　Ⅱ．①许…　Ⅲ．①颈肩痛—防治②腰腿痛
—防治　Ⅳ.①R681.5

中国版本图书馆CIP数据核字（2020）第224319号

手到痛除——颈肩腰腿痛一本通
SHOUDAO TONGCHU——JINGJIAN YAOTUITONG YINBENTONG

出 版 人：朱文清
责任编辑：曾永琳　汤景清
封面设计：友间文化
插图绘制：谢惠华（艾迪）　许可证
责任校对：陈静
责任印制：彭海波
出版发行：广东科技出版社
　　　　　（广州市环市东路水荫路11号　邮政编码：510075）
销售热线：020-37592148／37607413
http://www.gdstp.com.cn
E-mail：gdkjcbszhb@nfcb.com.cn
经　　销：广东新华发行集团股份有限公司
印　　刷：广州市彩源印刷有限公司
　　　　　（广州市黄埔区百合三路8号　邮政编码：510700）
规　　格：787mm×1 092mm　1/16　印张10.25　字数205千
版　　次：2021年1月第1版
　　　　　2021年1月第1次印刷
定　　价：49.80元

如发现因印装质量问题影响阅读，请与广东科技出版社印制室联系调换
（电话：020-37607272）。

健康中国名医在身边

丛书编委会

主　编　张天奉　钱自亮

副主编　冯　军　韩　霞　张恩欣　周　晓

　　　　　钟印芹　李燕如

编　委（按姓氏笔画排序）

　　　　　王利军　毛东伟　左国杰　朴春丽

　　　　　杨俊兴　吴云天　吴文江　吴学敏

　　　　　张智伟　夏仕俊　徐卫方　唐新征

　　　　　崔韶阳

本书编委会

主　编　许能贵

副主编　王曙辉　唐纯志　崔韶阳　罗　菁

编　委（按姓氏笔画排序）

　　丁雪平　丁　瑶　王光辉　毛延鹏

　　邓文旭　刘　莹　江飞琼　杨丽霞

　　李振南　李　辉　吴　蒙　张　润

　　张静静　陈碧琴　季鹏东　姚本根

　　袁双双　黄健婷　焦建凯　温茂进

　　游　旅　曾访溪　谢　云　赖道锜

　　魏林林

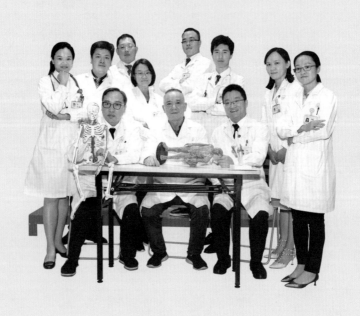

仝序

近年来，如何预防"亚健康"状态成为社会上的热门话题。随着生活水平的提高，人民对自身健康的要求也有了进一步的提高，对健康的关注焦点从"能治病、治好病"逐渐转变为"不生病、少生病"。预防疾病的发生，成为绝大部分人的新需求、新期待。

党和国家高度重视人民健康。早在2016年，中共中央、国务院就印发了《"健康中国2030"规划纲要》，并发出通知，要求各地区各部门结合实际认真贯彻落实。该纲要提出"充分发挥中医药独特优势"，要求提高中医药服务能力，发展中医养生保健治未病服务，推进中医药继承创新。2019年，国家卫生健康委员会也制定了一份详尽的发展战略《健康中国行动（2019—2030年）》，战略中提到要树立"大卫生、大健康"理念，并坚持预防为主、防治结合的原则，以基层为重点，以改革创新为动力，中西医并重。

在这一时代背景下，本套丛书应运而生，旨在引导群众建立正确的健康观，形成有利于健康的生活方式、生态环境和社会环境，促进以治病为中心向以健康为中心转变，响应国家"健康中国"战略号召，推动我国中医药事业的发展，推动医疗卫生工作重心下移、医疗卫生资源下沉，普及医学知识，提高大众对医学常识的掌握程度。

在为大众带来健康的同时，本套丛书也为发扬中医精神，强调中医"治未病"理念尽了一份力。丛书普及了中医药知识，并有大量易于掌握的中医保健方法。读者可以自学、自用，在家进行保健，将中医药优势与健康管理结合，从而实现中医药健康养生文化的广泛传播和运用。同时，本套丛书由各科中医药带头人物担任主编，实现了对当代名中医经验的传承与弘扬，书中内容结合现代人的生活特点，既有传承又有创新，打造了适合当代人保健养生的新方法，是对中医药文化的创新性发展。

本套丛书以生活保健为主要内容，从常见病和生活保健知识入手，向大众提供可行的健康指导和常识科普。本套丛书从知识性来说，是专业、翔实的，从风格来说，又是轻松、活泼的。本套丛书选取了大众较为熟悉的健康议题，有颈肩腰腿痛、骨科疾病、肛肠疾病这几大类生活中常见的健康问题，也有糖尿病这种在中国发病率较高、受到广泛关注的慢性病，此外，还特别关注了女性的健康问题，选取了乳房知识和孕产知识等议题来进行科学普及。每一册书都有自己的特点，例如《手到痛除——颈肩腰腿痛一本通》一书着重讲解了针对颈肩腰腿痛的按摩、训练方法，《防"糖"大计——糖尿病一本通》则详细介绍了糖尿病从发病机制到应用药物的知识。对于普通读者来说，这是一套十分适合在平时翻阅、查询的手边保健书，而对于中医人来说，这也是一套真正能够走入群众中去，"接地气"的中医普及书。

中国科学院院士

2020年12月5日

沈序

中共中央、国务院高度重视人民卫生健康事业，习近平总书记早已指出"没有全民健康，就没有全面小康"，又作了具体阐明："健康是促进人的全面发展的必然要求，是经济社会发展的基础条件，是民族昌盛和国家富强的重要标志，也是广大人民群众的共同追求。"

2016年，中共中央、国务院发布了《"健康中国2030"规划纲要》，确立了"以人民健康为中心"的大健康观。大健康概念的提出，与中医的"治未病"思想有许多契合之处。规划纲要中提到要发挥中医"治未病"的优势，指明要发挥中医药在慢性病防治中的作用。

国家中医药管理局启动了"治未病"健康工程，并制定出台了《中医医院"治未病"科建设与管理指南（试行）》，这不仅为"治未病"学科建设增加了更多使用内涵，更为提升全面健康素质做出了重大决策。

我们的祖先早在几千年前就已提出"治未病"的学术观点，并传承至今。《素问·四气调神大论》曰："是故圣人不治已病治未病，不治已乱治未乱，此之谓也。夫病已成而后药之，乱已成而后治之，譬犹渴而穿井、斗而铸锥，不亦晚乎！"国家提出的"健康中国"概念与中医"治未病"的思想不谋而合。对于疾病的防治，关键在一个"早"字，疾病要早预防、早治疗，才能把疾病对人体的损害控制在最小程度。对于国家来说，提高人民的健康水平，就需要将疾病防控的重点落在基层，让"医疗资源下沉"，而对广大人民群众来说，掌握健康与疾病的基本知识是预防疾病的关键和基础。

上工治未病，"健康中国名医在身边"这个系列，即是为了这一目的而出版的一套丛书。此丛书从广大群众感兴趣的防治议题入手，把复杂的、难以理解的专业术语，改变成通俗易懂的语言，起到了较全面地普及常见疾病防治知识的作用。丛书内容生动丰富，简易实用，较全面地涵盖了中医药防治疾病的基础知识，弘扬了中医学防治疾病的精神内涵。此套丛书实用价值高，诚属难能可贵之作，它普及了大健康概念，对广大人民群众指导预防疾病、正确促进患者早日康复尤其大有益处，故乐而为序。

国医大师　沈宝藩

2020年12月6日

前言

　　中医药是中华文明的瑰宝，护佑中华民族繁衍生息，让中华儿女屹立于世界民族之林。饱经岁月磨砺与历史沉淀的中医药学，包含着中华民族几千年的健康养生理念及其实践经验，凝聚着中华民族的博大智慧。在应对卫生挑战、推进卫生合作、推动完善公共卫生治理方面，中医药潜力无限，日益发挥着独特而重要的作用。

　　与此同时，在世界范围内，中医药正在得到越来越多的认可。2019年5月，第七十二届世界卫生大会审议通过了《国际疾病分类第十一次修订本》，首次将起源于中医药的传统医学纳入其中。民族的才是世界的，中医药将为全球健康管理贡献中国智慧、中国方案。

　　2016年10月，中共中央、国务院印发了《"健康中国2030"规划纲要》，该文件以提高人民健康水平为核心，从健康生活、健康膳食、健康体质、健康服务、健康保障、健康环境、健康产业、卫生体制八大方面全面解读了健康热点问题，普及了健康中国的基本知识，揭示了健康中国的战略意义，描绘了健康中国的美好远景，推动了健康中国战略的有效落地。

　　为了响应健康中国建设，我们通过编辑出版"健康中国名医在身边"丛书，以专家的视角和权威的声音，普及中医药的相关基本知识，提高大众对医学常识的掌握程度，特别是为常见病、慢性病患者提供防治指导，以提高他们的生活质量，同时解读社会关注、百姓关切的健康热点问题，倡导自主自律的健康生活方式。

"健康中国名医在身边"丛书将分辑出版，旨在使读者读有所得、读有所获。健康是促进人们全面发展的必然要求，是经济社会发展的基础条件。实现国民健康长寿，是国家富强、民族振兴的重要标志，也是全国各族人民的共同愿望。希望本丛书能为推进健康中国建设，提高人民的健康水平贡献自己的一份力量。

目录
Contents

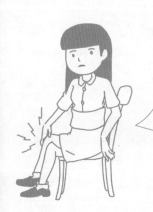

击中"腰"害

一步"蹬"天

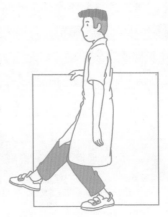

望其项背

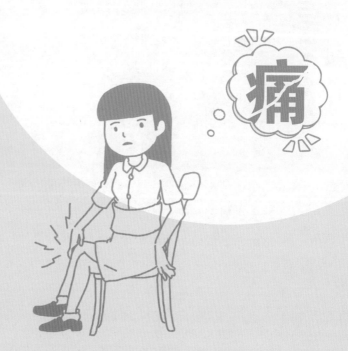

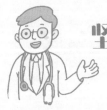# 坚持做好这些事，
告别颈椎病不难

老李："小张，这周末有足球比赛，咱俩好久没见，晚上熬夜一起看吧。"

小张："唉，不好意思老李，我这最近比较累，想休息一下。"

老李："是不是不舒服，有没有去看医生呢？"

小张："没有，前段时间项目催得急，就连着加班几天，结束后就觉得不舒服，经常觉得头晕目眩，睡一觉也没见好转。"

老李："是不是还经常觉得手发麻，脖子僵硬沉重？"

小张："对对对，老李你咋知道？"

老李："哎呀，你这是跟我一样，得了颈椎病啊，赶紧上医院去看医生呀。"

小张："颈椎病不是上了年纪才会得的病吗？我今年才三十来岁。"

老李："不一定呢，上回我去医院的时候，还碰到个二十岁的年轻人也得了颈椎病呢。"

小张："那我得赶紧上医院去。"

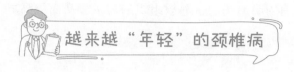

　　说到年轻人，大家脑海里第一反应是活力、青春、健康，但是，现在有一个疾病越来越"年轻"了，那就是——颈椎病。年轻人可一定要注意啦，这个病现在格外"青睐"你们。

　　每个人发育至成人后，颈椎间盘、颈椎关节及周围软组织都会发生一些退行性改变，而现在的年轻人又普遍有不良的生活习惯，就会引发颈椎病。我们颈部周围的肌肉，就像是盖楼房时打的地基，如果早期地基没打好，随着楼层越盖越高，原本的地基就会越来越脆弱，到最后支撑不住，楼房便会轰然倒塌。要想呵护颈椎，就要从日常生活中的一些小事做起。因此，颈椎病的预防应该从小就开始，从小加强身体锻炼，不仅可以提高自身免疫

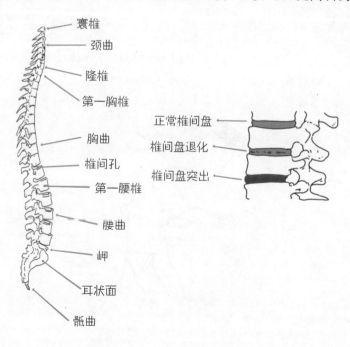

力，还能增强颈部周围的肌肉和韧带等软组织的力量，从而提高整个颈椎的稳定性，预防成年后的颈部问题。

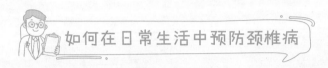
如何在日常生活中预防颈椎病

避免长时间低头

随着科技的发展，手机和电脑越来越成为我们生活中重要的一部分。虽说电子产品的普及给生活和工作带来了便捷，但同时也给我们的颈椎带来了危害。我们开始随时随地低着头，无论是站着还是坐着，甚至走路都在低着头看手机。长时间低头对我们颈椎的负担非常大，时间久了会引发颈椎退行性病变，同时颈部周围的肌肉、韧带等软组织也长期处于紧张状态，极易出现损伤，颈椎病就"不请自来"了。因此，要保护颈椎，首先就要改掉时时刻刻都低头刷手机的习惯，如果要长时间地看屏幕，就要尽量让屏幕和视线平齐，减少低头的时间。

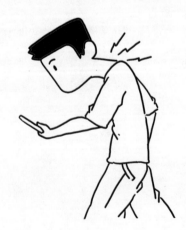

保持良好的坐姿

生活和工作中的不良坐姿是造成颈部慢性劳损的主要原因之一。有的人在看电脑时，脖子过度向前屈曲，含胸驼背，时间一长就容易出现颈部周围肌肉的不平衡，导致颈椎劳损；还有些人

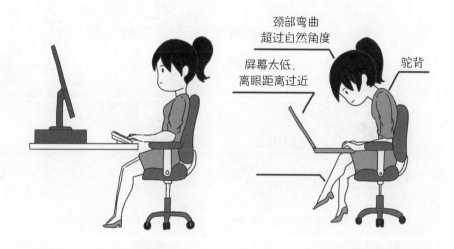

在看电视时，喜欢在沙发上"葛优躺"。这些姿势容易造成颈椎扭伤，如果长时间保持这种错误的姿势，还会出现头痛、头晕和眼睛不适等症状，并加速颈椎的椎间盘退变。因此，在日常生活中一定要记得保持正确的坐姿。坐下时，应保持自然的端坐，颈肩部放松，两侧肩部后展，脊柱保持正直，避免头颈部过度前倾或后仰。

正确选用枕头

睡觉时，合适的枕头会让我们的肩颈部肌肉处于放松状态。若是长期使用不合适的枕头，颈部姿势不当，就会使肩膀

肌肉紧张，拉伤颈椎周围软组织，或是发生关节错位，导致头晕、落枕和失眠等，甚至发展成颈椎病。

因此，枕头的选择十分重要。枕头过高过低，都会影响颈部的生理曲度，枕头的高度，以仰卧位时高度在10~12厘米、侧卧位时与肩部等高为宜。枕芯不应太软，也要具有良好的透气性，可用荞麦、决明子或谷物等填充。同时，为了保护颈部的正常生理曲度，枕头的形状应是前高后低，否则无法承托颈部。在选择枕头时，一定要注意这些要点哦!

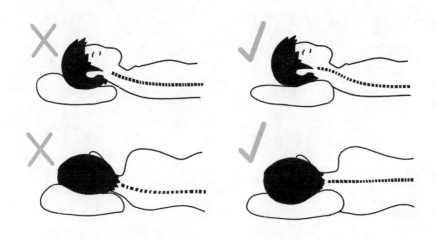

避免颈部受凉受风

颈椎病与大风、寒冷等气候密切相关。当温度过低，颈部受凉时，颈椎局部的血管收缩，血流速度变慢，就会阻碍血液循环和组织代谢，此时易发生颈椎病。因此，无论是在家还是外出，我们都应重视颈部的保暖。冬季时，最好穿高领的衣服，或是戴上围脖；夏季时，如长时间待在空调房里，应在颈部围条丝巾，避免让颈部长时间暴露于风口之下。

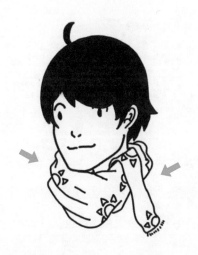

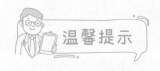
温馨提示

    俗话说"三分治，七分养"，颈椎病最好的治疗方法不是吃药、打针，而是防患于未然。从生活点滴开始，注意锻炼，调整姿势，任何时候都不要忘记对自己的颈椎好一点。如果发现颈部疼痛或其他问题，一定要尽早就医。

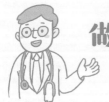

做好七步颈椎操，轻松预防颈椎病

患者："医生，我脖子痛，去医院看病，医生说我是颈椎病，我才二十多岁呀，为什么会得这个病呢？"

医生："很多年轻人都很疑惑自己怎么患上颈椎病了，且听我细细道来。"

医生："简单来说，导致颈椎病的原因最主要有两个——长时间姿势不当引起的肌肉废用和肌肉萎缩，以及长时间的劳损和受凉引起的肌肉僵硬。也就是说该这块肌肉出力时它使不上力，不该这块肌肉出力时它又偏偏用力了，使得肌肉力量失去平衡，继而影响颈部的骨骼和神经，导致颈椎病发生。"

患者："原来如此！但是我的颈椎病好像老是反反复复，有什么办法可以轻松预防呢？"

医生："当然有，一套颈椎操就能够缓解和预防颈椎病啦！"

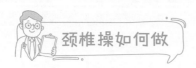

颈椎操如何做

颈椎操是通过颈部向各个方向的放松运动，促进颈部血液循环，同时增强颈部的肌肉力量，缓解颈椎病引起的疼痛、头晕和手麻等症状，可以用作日常保健。颈椎操做起来简单，又不受场地限制，无论是在办公室、家里还是旅行途中都可以随时随地锻炼，非常实用。

是不是很想知道这到底是什么神奇的操？下面给大家介绍这七步常规实用的颈椎操，赶快学起来吧！

仰头望天

肘关节伸直，双手上举过头顶，双手手臂伸直，掌心朝上，同时脑袋往后仰，目视双手手背，保持20秒。3次为1组，每天3组。

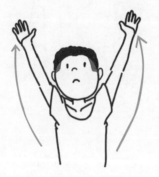

旋肩疏颈

双手掌心搭在同侧肩膀上，手肘从后往前旋转，再从前往后旋转，转动时速度不宜过快，运动时尽量不要耸肩，颈部肌肉放松即可。每个方向各20次为1组，每天3组。

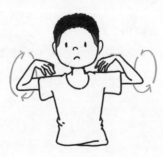

📖 左右摇摆

　　肩膀下沉，颈部缓慢地向右侧肩膀倾斜，保持5秒，然后回到中位，这个过程中头、双肩和颈部都要尽量放松，再用同样的方法向左侧肩膀倾斜。左右各1次为1组，每天早、中、晚各3组。

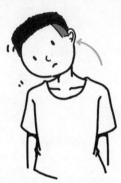

📖 前俯后仰

　　双手叉腰，肩膀放松，低头看地面将下巴向前胸靠近，然后回到中位，再抬头后仰，动作宜缓慢协调，避免速度过快和力量太大导致拉伤。前后各1次为1组，每天早、中、晚各3组。

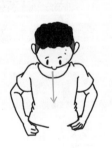 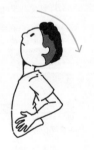

📖 颈项争力

　　左手放于身侧，右手放于前胸，右手掌心立起朝左边平行推出，同时头部转向右边，运动时保持躯干稳定，避免旋转，保持5秒，再互换左右手。左右各1次为1组，每天早、中、晚各3组。

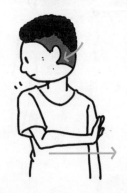

颈手互抗

双手交叉紧贴于后颈部，然后向前推颈部，同时头颈部向后用力，相互对抗，注意双手和颈部同时出力，避免速度过快。维持姿势20秒为1组，每天3组。

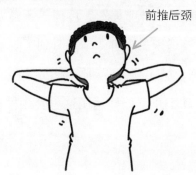

前推后颈

手掌擦颈

颈部放松，双手掌心搓热，一侧手掌放在后颈部缓慢地来回摩擦，摩擦时力量不宜过大，保持5~8秒，然后再换另一侧手。左右各1次为1组，每天5组。

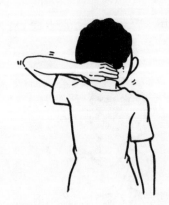

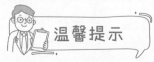
温馨提示

（1）如为急性发作的颈椎病，应及时到医院就诊。

（2）患有严重内脏疾病的患者和孕妇应在医生指导下进行练习，不可盲目自己练习。

（3）在训练过程中出现头晕、疼痛等不适症状，应立即停止锻炼，若休息后不适未见缓解，请及时到医院就诊。

（4）适量训练，循序渐进，动作轻缓，持之以恒。

生命不息、运动不止，好好运用这一套颈椎操，一起来呵护我们的颈椎吧！

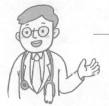

一转头就脖子疼，
快来找它帮个忙

李大姐："张阿姨，你怎么看着脸色这么不好呢？"

张阿姨："哎呀李大姐，你不知道啊，我昨天颈椎病犯了，一转头就脖子疼，一整天都难受，昨晚也睡不着。"

李大姐："那你咋还不赶紧上医院看看去呢？"

张阿姨："去啦，今天我儿子就带我去看医生，医生已经给我做了治疗。"

李大姐："那你现在感觉怎么样了呢？"

张阿姨："好是好了些，不过转头还是脖子疼，手臂还麻，医生说还要给我戴上什么东西。"

李大姐："医生是不是让你戴个颈托呀？"

张阿姨："对对对，就是这个。"

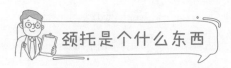

颈托是个什么东西

这个神奇的东西，名叫颈托，也可以称为颈围，是采用低温塑料板材料制成的，它可以使颈椎固定，保护颈部，从而达到治疗的目的。

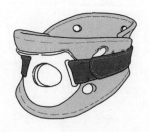

颈托的适用范围是非常广泛的。它不仅适用于各型颈椎病患者，也适用于颈椎间盘突出、颈椎骨折、颈椎脱位和颈部手术前后的患者。

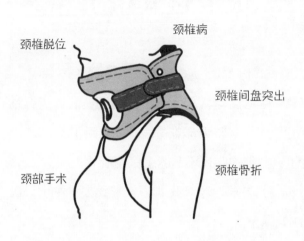

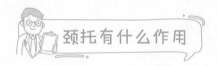
颈托有什么作用

别看颈托长相奇特，它的作用可大了。在我们日常生活中，颈部的问题并不少见，姿势控制不当和生活习惯不良，常常会导致颈部症状加重，这时，佩戴颈托的重要性就体现出来了。

首先，颈托能起到固定脖子的作用，使颈部维持在正确的姿势，矫正不良体位。同时，它能通过支撑作用使颈部肌肉放松，从而缓解肌肉紧张，减轻疼痛。

其次，使用颈托可以避免脖子过度活动，使之保持相对稳定的状态，有利于颈部炎症的消散和吸收。

再次，颈托能够增加颈椎的间隙，缓解颈椎病带来的疼痛，并减少椎间盘的劳损及退行性病变。它还可以使颈椎的椎体保持平衡，保持椎体间和椎体关节面的稳定，避免出现颈椎椎体的紊乱和错位等，这样就可以避免一些因颈椎活动导致的外伤。

另外，颈托能通过限制颈部活动来防止植入骨块的压缩或脱出，促进骨融合和软组织的愈合。颈部手术前的患者可以使用颈托来保护颈部，避免颈部症状加重，也可以在术后使用颈托，促进颈部的恢复。

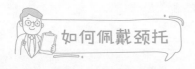
如何佩戴颈托

选择颈托

选择合适材质、型号的颈托，松紧度以佩戴时能放入2个手指为宜，高度以佩戴后眼睛能保持平视为宜。

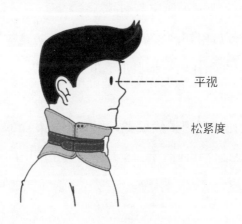

平视

松紧度

佩戴调整

先将颈托放置于颈后部，一手固定颈托后部，然后调整前托位置，将下颌放到前托的下颌窝里，最后调节松紧度，固定粘扣。

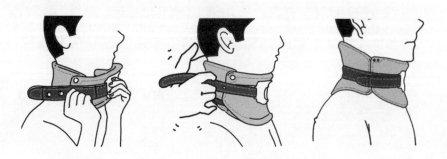

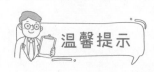

（1）佩戴时应选择低衣领的衣服，避免衣服卷入颈托中。

（2）佩戴后颈椎前屈、后伸及旋转动作均应限制在10°~15°。

（3）佩戴时间不宜过长，最好每过1小时便取下休息一次，否则容易导致颈背部的肌肉萎缩。

（4）佩戴后密切观察颈部皮肤情况，防止皮肤受到压迫，如有需要可以在颈托内衬垫上小毛巾、软布等，定时清洁颈托和受到覆盖的皮肤。

（5）颈托的作用虽然很多，但并不是万能的，不要过度依赖颈托，还要结合其他治疗手段，才能真正解决问题。

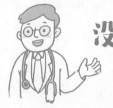

没空锻炼莫烦恼，
点穴缓解颈疲劳

　　小王："李医生，我最近脖子和肩膀特别疼，手还麻痛，休息也不见好。"

　　李医生："不要担心，我来给你看看。"

　　李医生："根据你的症状来看，你是得了颈椎病。"

　　小王："那我该怎么办呀？"

　　李医生："别太慌张，我先给你开个治疗单，你照着单子上面的方法锻炼，适当休息即可。"

　　小王："可是李医生，我的工作避免不了要长期面对电脑，而且没时间去锻炼颈部。还有没有别的办法能缓解疼痛，减少复发呢？"

　　李医生："那我教你一些特定穴位的自我按揉，从中医角度来看，颈椎有多条经络与人体的四肢躯干相连通，按揉特定穴位，可以调节颈椎局部的气血运行，有效防治颈椎病。"

　　小王："那太好了，谢谢李医生！"

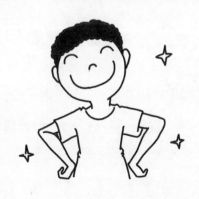

下面让我们来看看，哪些穴位可以在平时按摩，防治颈椎病。

中渚

取穴定位：手指背部第4、5掌骨间，指缝后关节后方的凹陷，用力按压有酸胀感处即为此穴。

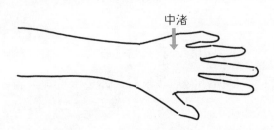

按摩方法：按摩时，一侧颈肩酸痛可按摩同侧中渚，用一手的指尖按于另一手的中渚，用力掐按，以有酸胀感或麻痹感为佳。每次按压持续1分钟，边按边活动颈部，可以重复2~3次。

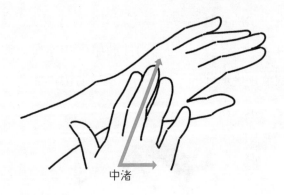

按摩功效：按摩中渚能够疏通颈部气血运行，对颈肩部肌肉紧张、疼痛，活动不利的患者，效果立竿见影。按摩时力度要强，以有酸麻胀感为度，同时配合颈部运动，就能起到良好的效果。

外关

取穴定位：在前臂手背面中央，腕横纹上约2寸（2寸指的是同身寸，大约为三指宽）。

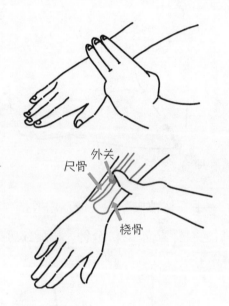

按摩方法：前臂半屈，用一手的拇指尖按于另一手的外关，其食指或中指则按着内关（内关在手腕内侧，与外关相对），向内对按20～30次，以有酸胀感为度。

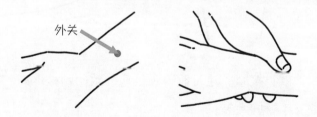

按摩功效：按摩外关可治疗颈椎病导致的上肢麻痹、肩臂疼痛，效果较好。

🏺 曲池

取穴定位：前臂弯曲在胸前，使肘关节成直角，肘部皮肤褶皱和肘部外上方凸起的骨头（肱骨外上髁）连线的中点就是曲池。

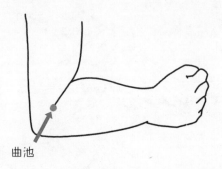

曲池

按摩方法：一手托住被按摩侧手臂，用拇指顺时针方向按揉曲池2分钟，然后逆时针方向按揉2分钟，以局部感到酸胀为佳。

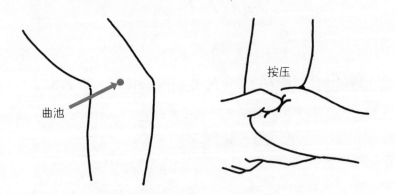

曲池　　　　　　　　按压

按摩功效：按摩曲池可改善颈椎病导致的颈椎疼痛、上肢过电样疼痛、手臂麻木等。

💊 落枕穴

取穴定位：在手背侧，第2、3掌骨之间，指缝关节后方约1厘米处。从食指和中指根部的关节间隙处起，用手指朝手腕方向触摸，在离关节大约一指宽的距离处按压，有酸麻胀感即为该穴。

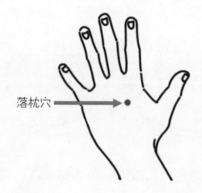

落枕穴

按摩方法：按摩时，一侧颈肩酸痛可按摩同侧落枕穴，用一手的指尖按于另一手的落枕穴，用力掐按，以有酸胀感或麻痹感为佳，持续1分钟，边按边活动颈部，可以重复2~3次。

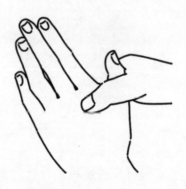

按摩功效：顾名思义，此穴治疗落枕有奇效。

💊 风池

取穴定位：此穴在颈部左右各一，稍稍低头，耳后颈部肌肉肥厚处两侧的两个凹陷处即是。

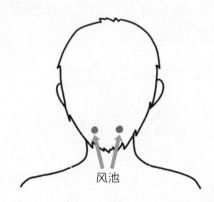

风池

按摩方法：此穴可自行按摩，他人帮助按摩更佳。被按摩者取坐位，按摩者立于被按摩者身后，双手拇指揉捏被按摩者的风池，其余四指托住被按摩者下颌部以稳定头部。揉捏3分钟左右，以局部有酸胀感为佳。

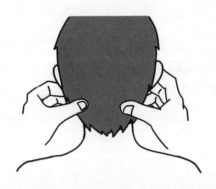

按摩功效：按摩风池可改善颈椎病导致的头晕、头胀痛、颈项疼痛不适、颈椎活动受限和颈部怕风怕冷等症状。

肩井

取穴定位：肩井位于大椎和肩峰连线的中点。大椎比较好找，低头，颈椎凸起最高的骨头下方凹陷处即是大椎，自己用手就能摸到，肩峰就是肩膀的最高点。两者连线的中点就是肩井。

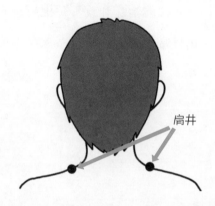

肩井

按摩方法：此穴需在他人帮助下按摩，被按摩者取坐位，按摩者站于被按摩者身后，用双手拇指按压肩井约30秒，可重复2~3次，感觉不明显的可以用手肘尖按压，以局部感到酸胀为佳。

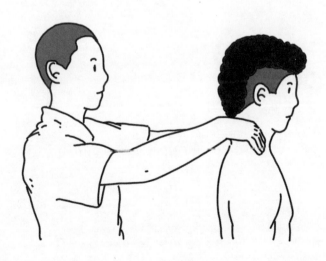

注意事项：孕妇禁用该穴。

按摩功效：按摩肩井可改善颈椎病头项强痛、颈椎活动受限、颈项肌肉痉挛，肩背部酸痛、肩周炎、肩膀疼痛、不能伸举等问题。

看了这么多可以改善颈椎问题的穴位，不要犹豫，赶紧试试吧！不过，虽然特定穴位能治疗和改善颈椎病，但想要真正远离颈椎病，还是要纠正日常生活中的不良习惯，毕竟，疾病往往是"防大于治"。

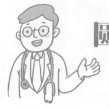

圆肩驼背颈肩痛，究竟是谁惹的祸

陈小姐才24岁，是公司白领，但平时总是驼着背，显得很苍老。这段时间工作一忙，她就反复地感到颈肩疼痛，睡觉都睡不好，只好来到康复科求助医生。

"医生，您看我这颈肩是怎么回事呢？老是反复疼痛，我每日坚持健身房认真锻炼，但您看，还是驼背，体态依然不够挺拔美观，都不知道怎么办才好了。"陈小姐很郁闷地说。

"您这个叫作上交叉综合征。"医生为陈女士仔细检查后，耐心地回答。

"这个名字听着很陌生，这是什么病呢？"陈小姐问道。

"让我慢慢给您解释。"医生回答道。

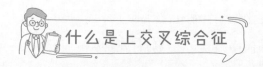

什么是上交叉综合征

上交叉综合征是由长时间低头屈颈耸肩或过度锻炼了胸部肌肉而忽视背部导致的上肢躯干肌肉不平衡，具体来说，可能有胸大肌缩短或过度紧张、菱形肌薄弱、斜方肌中下束被拉长等情况。上交叉综合征的表现主要为头部前倾、含胸圆肩、驼背和肩胛骨耸起，如果病情进展，就会有肩部肌肉疼痛、头晕头疼、呼吸障碍、手臂麻木甚至心慌胸闷等症状。大家可能很难理解专业的肌肉名称，我们用一张图来给大家展示肌肉失衡后的样子。

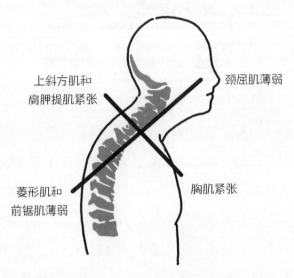

上斜方肌和
肩胛提肌紧张

颈屈肌薄弱

菱形肌和
前锯肌薄弱

胸肌紧张

通过图片我们可以看到，上交叉综合征患者的上半身两条交叉线上的肌肉不平衡，即一条对角线上的肌肉紧张而僵硬，另一条对角线上的肌肉薄弱而松弛。肌肉关系上的不平衡会造成一种恶性循环，即肌肉失衡→肩颈不适→姿势异常→肌肉进一步失衡→肩颈不适加重。

正确的上半身姿势，在坐位或者站立位时都应该是挺拔的。从正面看，头部位置居中，下颌微微收起，双肩打开。从侧面看，头的位置应该在肩膀正上方，肩膀则应在躯干正中偏后一点的位置。看到这里的你可以照照镜子，看看自己是否站得"标准"。

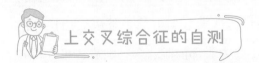

上交叉综合征的自测

患有上交叉综合征的人最显著的表现即是圆肩，通常，圆肩的人一般都会同时出现驼背，非常影响美观。在这里为大家介绍一个自测是否圆肩的方法，可以测测看自己是否也有圆肩、驼背的情况。

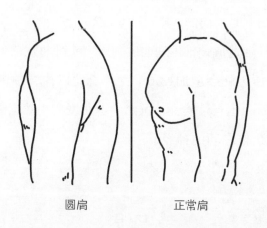

圆肩   正常肩

自测时应当站直，双脚脚尖朝前、并拢，左右手各握一支笔，笔尖朝前，放松状态下观察两支笔笔尖指向哪里。如果笔尖朝正前方即为正常肩部，如果笔尖微微朝向身体内侧，则可能是圆肩。

上交叉综合征的第二个表现则是头部前伸。

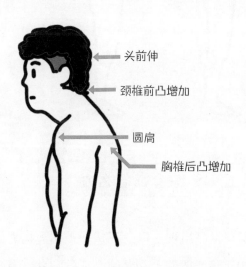

头前伸

颈椎前凸增加

圆肩

胸椎后凸增加

头部前伸也有非常简单的自测方法。我们可以让身边的人站在自己的正侧面，在自然体态下观察耳垂与肩膀的位置，如果耳垂跟肩膀是在同一条垂线上，那就是健康、正常的，如果耳垂的位置相对于肩膀是靠前的，则可能是头部前伸。

头部前伸会造成颈椎生理曲度变直。头部每往前伸出15°，颈椎负荷的压力就会增加13.6千克，长此以往，颈椎的负荷过重，会导致颈椎退行性病变，颈部生理曲度变小甚至消失，此时椎骨会压迫颈椎之间的神经，引起手部麻木、头痛，压迫椎动脉，引起脑供血不足后继发头晕。

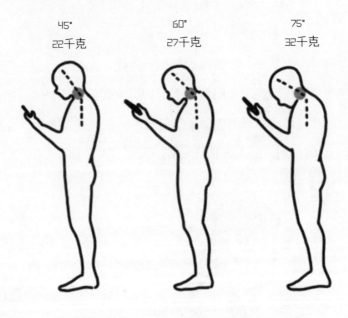

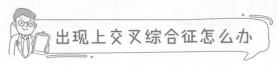
出现上交叉综合征怎么办

如果你发现自己出现了以上症状，不用惊慌，上交叉综合征是可以改善的。想要改善上交叉综合征的症状，首先是在日常生活中保持良好的体态。其次，我们也可以做一些简单的肌肉训练以及拉伸训练，激活薄弱的肌肉，放松紧张的肌肉，纠正了肌肉失衡，体态自然也就能改善甚至完全恢复。下面我们来学习几种简单的肌肉训练方法。

🧴 颈肩部牵拉

站立时，双肩放松，右手手背贴在下背部并保持固定，头部慢慢向左边侧屈，左手从后方扶住头部右侧，顺着左侧屈曲方向轻轻下压，使左耳尽可能靠近左肩，保持30秒后，换另一侧，左右各3次为1组，每天3组。

这个动作可以简单有效拉伸颈肩部的肌肉，尤其是斜方肌。需要注意的是，牵拉的过程中两侧肩膀都要下沉且不可以耸起，避免因动作压迫颈椎。

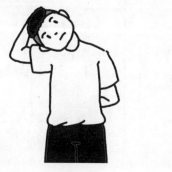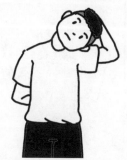

🧴 前侧胸部肌肉牵拉

这个动作需要直立，训练时一侧手扶墙或者柜子等固定物，两侧肩膀齐平，身体向前，感受胸部与肩关节之间的肌肉拉伸。这个动作能够很好地放松肌肉，改善含胸、圆肩的状态，每侧每次牵拉30秒，两侧各5次为1组，每日3组。

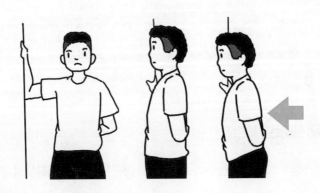

🧴 训练肩胛骨周围肌肉

这个动作需要直立，训练时肩胛骨、肩、肘、腕都紧贴墙壁，身体保持不动，双手沿墙壁上下运动，运动速度以缓慢为宜，往下时感觉到两侧肩胛骨向身体中线靠拢。每个上下动作10~15秒，5次为1组，每日3组。

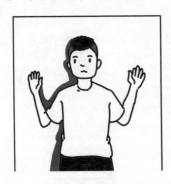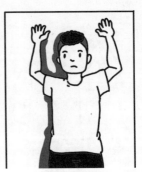

🧴 肩关节旋前旋后训练

手持小哑铃或者矿泉水瓶，抬起手臂，上臂与肩部平齐，肘关节屈曲90°，小臂反复上下抬放，注意不要耸肩。动作宜缓慢进行，肘关节注意保持不动，也可双侧同时进行。一侧5~10秒，两侧各10次为1组，每日3组。

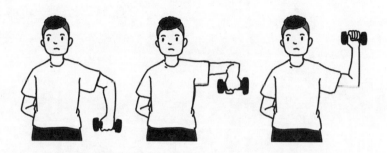

　　最后，要再强调一次，除了进行这些训练外，我们在日常生活中，一定要记得保持良好的体态，这才是预防上交叉综合征发生的根本"药方"。保持好的体态，既能让自己看上去美丽年轻，又能预防病痛，何乐而不为呢?

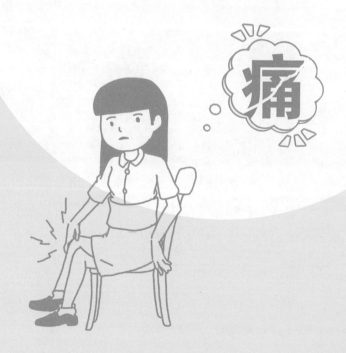

并肩作战

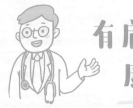

有肩周炎怎么办？
康复师教你几招

李阿姨今年55岁，退休后，她一直在家里操持家务、带孙子，这段时间她的肩膀疼得厉害，穿衣服都有困难了，只好到医院看医生。

"杨医生，您看我这肩膀是怎么回事呢？这段时间痛得厉害，各个方向抬起来都困难。"

杨医生为李阿姨做了详细的检查后，告诉李阿姨，"您得的是肩周炎。"

"我的很多朋友也得这个病，为什么这个病这么容易得呢？"李阿姨不解地问。

"让我仔细给您解释解释。"杨医生耐心地说。

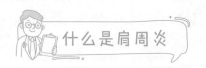

什么是肩周炎

肩关节周围炎，简称肩周炎，俗称冻结肩、漏肩风，又因其患者多在50岁左右，又称"五十肩"。这个病最主要的特征就是疼痛以及肩关节活动受限，因肩周软组织损伤粘连，肩膀一动就感到疼痛，活动范围也受到限制，很多患者不敢活动肩关节，而缺乏活动又会使肩关节活动受限情况加重，甚至整个肩膀都僵硬了，长此以往，恶性循环。

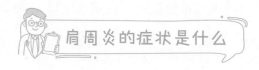

肩周炎的症状是什么

肩周炎主要症状为肩周疼痛，肩部活动因疼痛而受限，造成肩关节屈曲及旋转困难。在手臂上举、旋转时，肩部会感到比较剧烈的疼痛，这种疼痛往往会造成伸手够物、梳头、穿衣、如厕、清洁这些日常活动难以完成，带来生活上的不便。

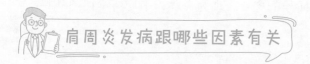

肩周炎发病跟哪些因素有关

（1）肩关节受寒、长期过度活动或是姿势不良导致的软组织慢性损伤是肩周炎发病的主要诱发因素。简单地说，受寒和姿势不良是罪魁祸首！

（2）肩关节是人体稳定性最弱的关节，而随着年龄的增长，身体软组织发生退行性病变，肩关节对各种外力的适应能力及承受能力降低，变得很容易受损，这也是为什么肩周炎多发于50岁以上的中老年人。

（3）肩关节遭受外伤后愈合不良导致的局部慢性炎症，或是各种原因造成上肢固定过久（比如骨折后用石膏板固定），都会使肩周组织萎缩、粘连，继而导致肩周炎。

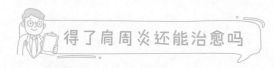

得了肩周炎还能治愈吗

肩周炎是一种自限性疾病，也就是说，不治疗，经过漫长的时间（通常是2~3年），自己也会慢慢好转。但此过程较为痛苦，一般要经历以下3个分期。

① 疼痛期

在此时期，肩关节周围活动尚且正常不受影响，但开始出现疼痛，疼痛可由肩膀放射至上臂或手肘。在夜间时，疼痛加重可影响睡眠，若夜间翻身使肩膀受压，可疼痛至醒。疼痛3周后活动度开始受影响。此阶段的主要表现为炎症，平均持续10~36周。

② 僵硬期

肩关节软组织开始出现粘连，关节活动明显受限，疼痛稍微减轻，但关节活动至末端时疼痛加重。此阶段疼痛与关节僵硬同时存在，患者日常生活会受到明显影响，可持续4个月至1年不等。

③ 解冻期

僵硬开始慢慢好转，僵硬完全消失的平均时间是1~2年，也有患者不会好转，病程停滞不前。因此，患者是否接受了适当的治疗来缓解症状、加速恢复，也是判断解冻期会持续多久的重要参考。

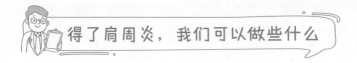

得了肩周炎，我们可以做些什么

💊 **肩膀拉伸运动**

健侧手臂前屈，环勾住患侧上臂，健侧手臂收紧，使患侧肩部向健侧外方做拉伸运动，感觉到疼痛时，保持10~20秒，然后慢慢还原手臂，这样做5~10个为1组，每天3组，每次尽量让患侧肩膀拉伸得更开。该动作可以增加肩关节活动度，放松患侧上臂肌群。

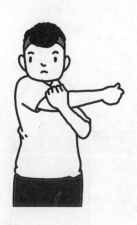

爬墙运动（正面）

身体面向墙壁，伸出患侧手，以手指接触墙壁，向上爬动，身体随着手臂上爬而向前走，直至肩膀活动至极限或疼痛无法忍受时，保持10~15秒，然后身体后退，将手慢慢放下，每次做10个，每天3次。

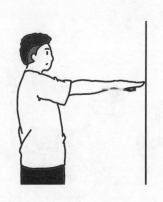 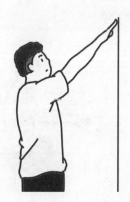

🍶 爬墙运动（侧面）

　　侧立于墙壁旁，患侧手向外侧展开接触墙壁，手指向上方爬动，身体随手臂上爬而侧向墙壁靠近，同样达到活动极限或疼痛无法忍受时，保持静止10~15秒，每次做10个，每天3次。

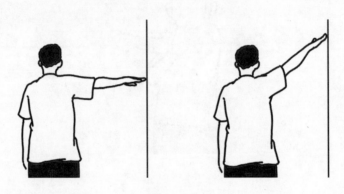

🍶 辅助性主动关节运动（肩关节前屈）

　　患者取坐位，两手平放在桌面，躯干向桌子下方移动，使肩关节前屈，头部和躯干尽可能向下弯曲，眼睛看向脚尖前方15厘米处，达到活动极限或疼痛无法忍受时保持静止10~15秒，10次为1组，每天3组。

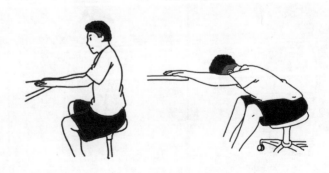

辅助性主动关节运动（肩关节外展）

患者取坐位，身体侧向桌面，将患手放于桌面，身体侧向前倾，使肩关节外展，达到活动极限或疼痛无法忍受时保持静止10~15秒，10次为1组，每天3组。

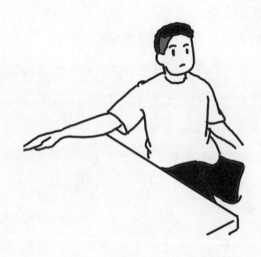

通过练习以上动作，肩关节灵活性会有很大的改善，坚持就是胜利！但如果练习的效果不太理想，就要赶紧到医院进行更全面的评估与治疗了。

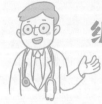

纵"冻肩"魔高一尺，看治疗道高一丈

刘阿姨今年50多岁，刚刚退休，美好的生活刚刚向她招手，谁知道突然之间肩痛得厉害，手都抬不起来，梳头、穿衣颇为困难，夜里还常常痛得睡不着觉，她终于忍受不了，来到医院就诊。

医生通过诊察，告诉刘阿姨："您这是肩周炎，又叫五十肩，是您这个年纪的人很容易得的病。"

刘阿姨说："这个病我听说过，我有个同事得的就是这个病，好像很难治啊。这可怎么办，我这刚刚退休，刚开始要享受生活呢。"

医生看到刘阿姨这么担心，忙跟她解释："得了肩周炎不要怕，我们有多种手段可以对付它。"

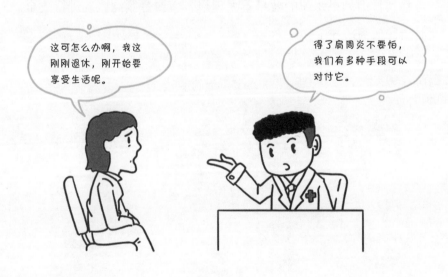

那么，得了肩周炎该怎么办呢？让我们一起来看一看吧！

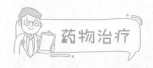

药物治疗

　　治疗肩周炎首选非甾体抗炎药。非甾体抗炎药这个名字大家可能没有听说过，但是提起它的"小名"，很多人就会觉得熟悉了：乙酰氨基酚、布洛芬、吲哚美辛、塞来昔布……这些药平时大家应该在各种药房和广告上看见，甚至还使用过。

　　这些药物都是临床上和老百姓生活中很常见的消炎止痛药物，它们的止痛效果好，起效迅速，不良反应较少，并且很擅长减轻肌肉关节部位的疼痛。不过这类药物对肾结石这种疼痛效果并不好，同时有些人服药之后也可能会有一些不适症状，比如上腹不适、隐痛、恶心、呕吐、饱胀、嗳气、食欲减退等消化不良症状，或是肝功能异常，比如转氨酶升高，以及头晕、头痛、嗜睡等神经系统症状。如果疼痛剧烈，让日常生活受到影响，比如影响睡眠，那么您可以先吃这类药物止痛，毕竟"急则治标，缓则治本"，不过千万不要因为疼痛缓解就忽视疾病，即使不痛了，也要赶紧去医院找医生看看。

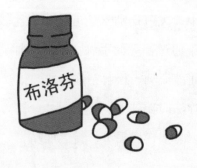

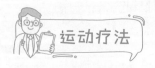
运动疗法

运动疗法，顾名思义，就是通过运动缓解肩关节疼痛，增加肩关节活动范围的一种方法。运动疗法包括主动运动疗法和被动运动疗法两种。

主动运动疗法，即患者主动运动肩关节以增加肩关节活动度的方法。常用的动作包括爬墙练习，体后位拉手等。

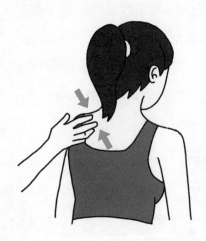

被动运动疗法，是在他人的辅助下完成增加肩关节活动度的练习活动。此疗法可避免疼痛导致主动运动不能完成的弊端。

在运动疗法中，关节松动术是近些年来比较热门的一种治疗方法，它是指医生通过特殊的手法，牵拉按揉肩关节，进而缓解疼痛、促进关节血液流动、松解粘连，故而很受好评。

但接受运动疗法时要注意，不管是主动运动还是被动运动，都要循序渐进，以防损伤肩关节，雪上加霜。

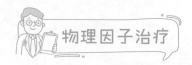

物理因子治疗

物理因子治疗简称理疗，是指应用天然或人工物理因子的物理能，通过神经、体液、内分泌等生理调节机制作用于人体，以达到预防和治疗疾病目的的方法。临床常用的方法包括高频电疗法、中频电疗法、超短波、冲击波、激光等。物理因子治疗疗效确切、使用方便，近年来一些家用版治疗仪的出现也使得家庭理疗成为可能，故而受到大众的欢迎。

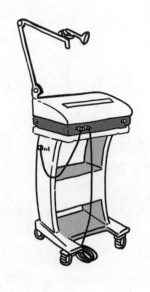

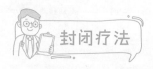

封闭疗法

封闭疗法是在选取的疼痛点或关节腔内注射消炎止痛药物来缓解疼痛、增加关节活动度的一种疗法。这种方法疗效显著，治疗后可明显缓解疼痛症状，增加关节活动度。在封闭疗法的基础上，又发展出了神经阻滞疗法，即在局部注射麻药或糖皮质激素来缓解临床症状。

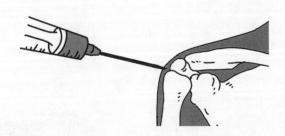

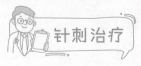
针刺治疗

在治疗肩周炎的中医疗法中，针灸是临床上应用最广的。针灸是用针具刺入穴位，通过调节脏腑阴阳，疏通气血运行，从而治疗疾病。

能治疗肩周炎的中医针法繁多，大体上的取穴原则包括近端取穴（肩关节局部）、远端取穴及其他一些特殊取穴法，以及一些特殊的行针手法。总体而言，针灸是一种安全、有效、价格低廉的治疗方法，往往能取得显著的效果，常在针刺即刻，患者就感觉疼痛明显缓解。

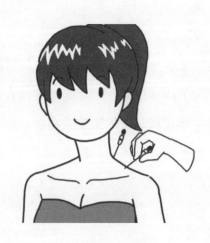

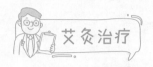

艾灸治疗

艾叶具有活血温经止痛的功效，艾灸用艾叶焚烧产生的热与烟来治疗疾病，对四肢关节疼痛特别是冷痛具有较好的疗效。由于部分肩周炎患者伴有糖尿病，皮肤的温度觉和痛觉减退，在艾灸时容易烫伤，这是我们在治疗时需要注意的地方。

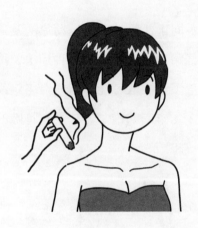

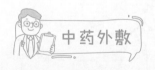

中药外敷

中药外敷是中医比较有特色的治疗肩周炎的方法，其贴敷的方法种类繁多，包括药膏外敷、膏药贴敷、药包熨烫和汤药外洗等。外敷的方剂选择也有多样，以活血行气、祛瘀止痛的方剂为主，这类药物可以促进局部的气血运行，活血行气止痛。部分外敷方剂已经制成成药，可以直接在药店买到，使用方便，因而中药外敷在临床上使用颇为广泛。

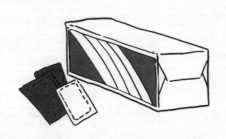

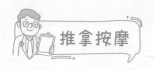
推拿按摩

中医推拿按摩不同于西医的关节运动疗法及松动术，是以中医理论为指导、以经络理论为基础的一种疗法，推拿包括揉法、按法、搓法、擦法等多种手法，能够疏通经络，改善肩部症状。中医推拿的门类众多，不同的推拿方法具有特殊的手法，擅长治疗的优势病种也不一样。

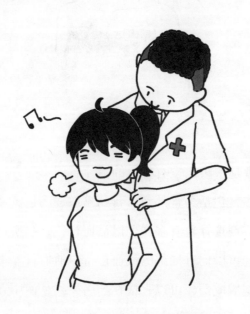

　　看完以上这些介绍，是不是心情轻松了许多，感觉肩周炎没

那么可怕了？不仅聪明的现代人找到了各种方法来治疗肩周炎，我们的祖先也给我们留下了治疗肩周炎的法宝，不管是针灸、艾灸还是中药外敷，都对改善肩周炎的症状有很好的疗效。因此，只要早期发现，并进行积极、规范的治疗，大部分的肩周炎都会有很好的预后，不用太担心哦！

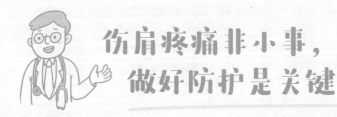

伤肩疼痛非小事，
做好防护是关键

李医生的诊室又来了一个熟悉的面孔，张大娘。

半个月之前，张大娘刚刚因为肩周炎住院，经过系统的治疗，她的症状基本缓解了。但出院还没过一个月，她怎么又来了？

李医生详细询问了病史，张大娘一脸无奈地说："这几天一直在照看小外孙，每天要哄孩子，还要出去买菜，一不小心，肩痛的毛病又犯了。"

李医生说："常言说，三分治七分养，治疗很重要，生活上调养也很重要，您才刚刚恢复，就一直抱着外孙，现在您还穿着无袖的衣服。好不容易治好了肩周炎，您又不注意生活细节，一下就打回原形了。您这种情况，生活中的小事一定要多注意，稍有不慎，可能就会变成伤害肩关节的大事。"

那么，容易伤肩的小事都有哪些呢？

李医生详细为张大娘介绍了生活中的一些伤肩小事，下面这些小事，您是否也"轻易放过"了呢？快来看看吧！

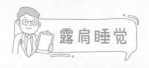

露肩睡觉

每逢夏日，许多人贪凉，开空调睡觉时肩膀外露，空调的冷风直对肩关节吹，这就会让肩部受寒。中医认为寒邪收引凝滞，肩关节受寒可导致气血凝滞不畅、关节拘挛，引起肩关节疼痛，活动不利。因此，不论什么时候都要注意肩膀保暖，特别是中老年人，千万不要因为贪图凉爽就将肩膀露在外面睡觉，不然疼起来可是后悔都来不及了。

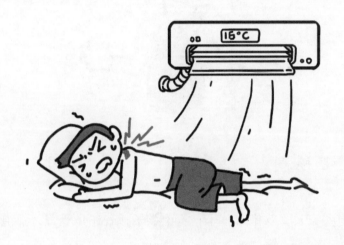

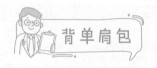

　　单肩包的肩带会频繁下滑，因此大家都习惯性地把肩膀抬高来稳住肩带，这种姿势会让肩部肌肉长期处于收缩状态，造成两个肩膀一高一低，引起肩部酸痛。长期单肩背包，也会让肩部的某块肌肉一直受力，这种"应力集中"很容易让软组织受伤，也会导致肩关节劳损。因此，背包出门时最好选择双肩包，且挑选时要注意选择合适的肩带，应选择肩带相对较宽较厚的那种，以更好地分散肩部压力，同时，也要注意背包的重量，不要长时间背包，避免肩部过于劳累。

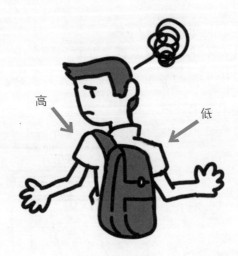

高　　　低

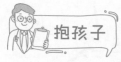

抱孩子

有些家长喜欢抱着孩子，不论孩子睡着还是醒着，都抱在怀里。但长时间抱着一个十几千克的孩子，肩关节所受的压力可想而知，肩关节损伤也在所难免。因此，疼爱孩子的同时，也要记得控制抱孩子的时间，保护自己的肩关节。

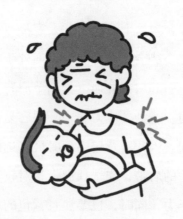

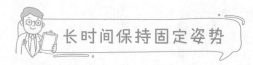

长时间保持固定姿势

伏案工作和开车这类长时间保持同一姿势不改变的事情，都会使颈肩部位的肌肉一直处于紧张状态而得不到放松，长此以往，会造成肩部的慢性劳损，导致肩膀酸胀、疼痛。这些长时间、单一，有时候还要负重的动作，会让肩关节本来就薄弱的人，例如女性和老人，更容易肩部疼痛。因此，需要上肢较长时间保持单一姿势的职业人群，如厨师、油漆工、办公室白领、驾驶员等，往往肩部疼痛高发。年轻人肩膀酸痛也多是由于长期姿势固定。

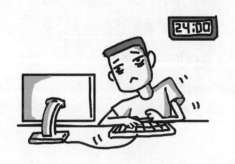

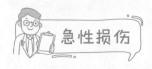

急性损伤

猛提重物、摔倒时肩部支撑及外来暴力牵拉均可能造成急性肩袖（肩关节周围的肌腱）撕裂。长期打网球、棒球或是经常游泳的人，慢性肩袖劳损比较常见。60岁以上的人群，约三成患有不同程度的肩袖损伤。

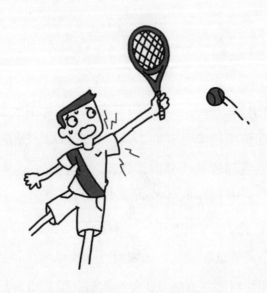

综上所述，肩部过劳和长时间的单一姿势是肩关节劳损的"罪魁祸首"。因此平时一定要注意放松肩颈，避免肩部肌肉长时间紧张。同时，生活中我们还要注意肩关节的保暖。此外，一定要在运动中注意保护肩关节和肩部肌肉。这样才能减少劳损，让我们拥有健康的肩膀。

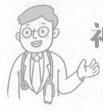

神奇葵花点穴手，
让你肩痛不再有

从前有一位皇帝，他热衷于打坐冥想，经常通宵达旦都不休息，久而久之，劳累加上感受风寒，肩膀酸痛得厉害。找太医诊治，吃了好多药都不见效。

于是只好请来大名鼎鼎的李郎中，李郎中详细询问病情后说道："陛下是肩膀劳累，气血不通，又感受了风寒，因而肩膀部位经脉凝滞，寒邪与瘀血郁滞在局部，因此疼痛难愈，此种病症用药难以速效，当用肩部穴位点穴治疗，便会痊愈。"

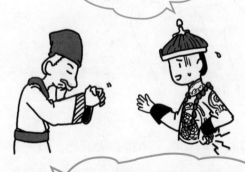

通过李郎中的治疗，皇帝的肩痛之疾果然好了，因此这个治疗肩痛的方法便在民间广为流传。

虽然这只是一个小故事，但您是不是也想知道是否真的有能够改善肩痛的"点穴之法"呢？

答案是肯定的。下面便为您介绍几个常用的、容易定位的肩部穴位，您在日常休息时，时时点按，就可以有效缓解肩部疼痛不适症状，具有一定的预防肩周炎等肩部疾病的作用。

肩井

取穴定位：肩井位于大椎和肩峰连线的中点。大椎比较好找，低头，颈椎凸起最高的骨头下方凹陷中就是，自己用手就能摸到；肩峰，就是肩膀的最高点。两者连线的中点就是肩井。

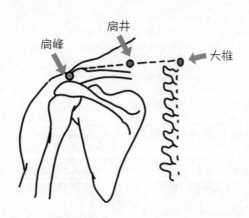

按摩方法：用右手的食指、中指、无名指按摩左肩的肩井，用力按压5秒之后慢慢放开，重复10次。换左手，用同样的方法按摩右肩肩井，也重复10次。

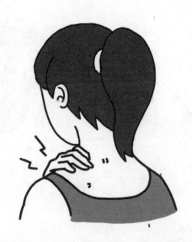

按摩功效：按摩肩井不仅能缓解肩背及颈项部疼痛，改善肩周炎症状和肩部软组织损伤，还能一定程度地治疗落枕、头部酸痛、上肢痛、头重脚轻、眼睛疲劳、耳鸣、高血压、牙痛、乳痈、乳腺炎、难产、半身不遂、胞衣不下、肺炎、扁桃体炎、瘫痪、四肢厥冷、中风不语及诸虚百损。

注意事项：①孕妇不能按摩肩井，否则容易导致流产。②按摩肩井的力度不要过重，时间也不可过久，尤其是有高血压或心脑血管疾病的人，更不可久按、重按此穴。

肩髎

取穴定位：上臂平举时，肩部有前后两个凹陷，后面的凹陷就是肩髎。

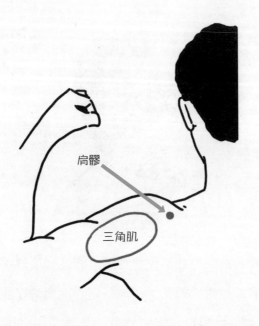

肩髎

三角肌

按摩方法：被按摩者取坐位，按摩者站于被按摩者痛肩一侧，用大拇指顺时针方向按揉肩髎2分钟，然后逆时针方向按揉2分钟，以局部感到酸胀为佳。

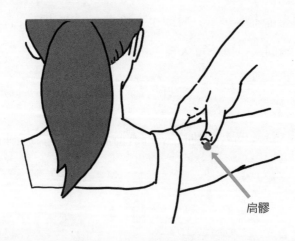

肩髎

按摩功效：按摩肩髎可缓解肩臂痛、上肢麻痹或瘫痪，也能一定程度地治疗肩关节周围炎等肩部疾患。

肩髃

取穴定位：上臂平举，肩部有两个凹陷，前面的凹陷就是肩髃。

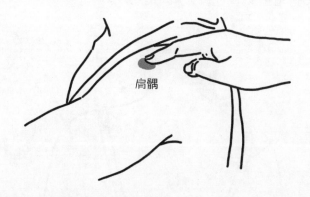

肩髃

按摩方法：被按摩者取坐位，按摩者站于被按摩者痛肩一侧，用大拇指顺时针方向按揉肩髃2分钟，然后逆时针方向按揉2分钟，以局部感到酸胀为佳。

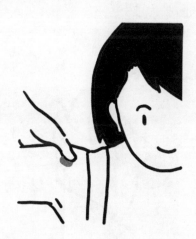

按摩功效：按摩肩髃，可以改善肩周炎、肩膀疼痛导致的上肢不能上举、肩部肌肉萎缩等问题。

🏺 肩贞

取穴定位：肩贞位于肩关节后方，前臂自然下垂，腋后垂直向上1寸（拇指指关节的宽度）即是此穴。

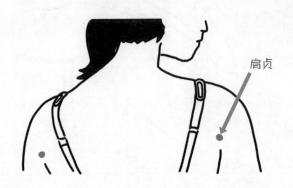

肩贞

按摩方法：被按摩者取坐位，按摩者站于被按摩者痛肩一侧，用大拇指顺时针方向按揉肩贞2分钟，然后逆时针方向按揉2分钟，以局部感到酸胀为佳。

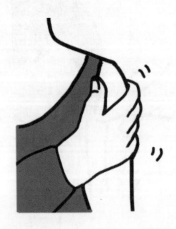

按摩功效：按摩肩贞可改善耳聋、齿痛、肩胛疼痛、手臂不

能上举、肢体麻木及肩关节周围炎等问题。

　　当然，如果您觉得肩膀疼痛比较剧烈，导致夜间入睡困难、肩关节活动受限，梳头等动作费力，那么千万不要自己按摩几下了事，而是要去医院接受专业诊治。

击中"腰"害

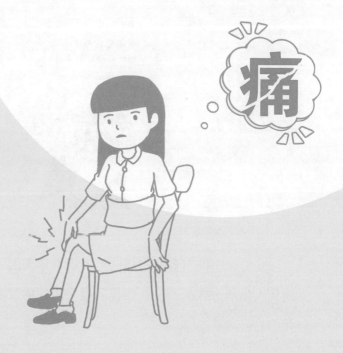

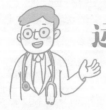

远离腰痛及乏力，生活细节需牢记

张女士是一家全国500强企业的资深白领。每天"朝五晚九"，经常在办公室一坐就是十几个小时，忙得连喝水的时间都没有。下班后，她觉得最幸福的事情就是一屁股坐在沙发上，跷着"二郎腿"或者来个"葛优躺"，好不惬意！

几个月下来，张女士的腰"抗议"了：反复腰痛，腰部乏力。去医院一检查，医生告诉她，她得的是腰椎间盘突出症。

张女士一脸茫然："我年纪轻轻，怎么就腰椎间盘突出了呢？"

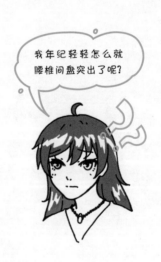

其实，腰椎间盘突出症已经不是老年人的"专利"了，随着现代人生活方式的改变，腰椎间盘突出症的发病也有越来越年轻化的趋势。

腰椎承受人体的重力，腰椎间盘则起到缓冲的作用，不同姿势下腰椎间盘所承受的力是不同的。在下图中我们可以看到，在直立前屈、直立前屈超负重、坐位前屈及坐位前屈超负重这几种情况下，腰椎间盘的负重最大。因而，在日常生活中，这几个姿势常常会损害我们腰椎的健康。

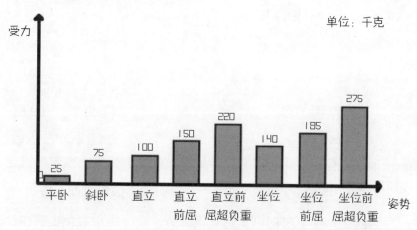

除以上几个高危姿势外，生活中还有哪些不合适的因素，导致年轻人腰痛呢？让我们来看一看。

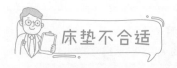

正常腰椎都有一个向前的弯曲度，我们称之为"生理曲度"，长期睡在过硬的床垫上会令这种弯曲消失，因而腰部的肌肉纤维会一直处在紧绷状态，不利于腰椎健康。床垫过软则会让脊柱在睡眠过程中凹陷变形，使腰部肌肉时刻处在拉伸状态，久而久之，腰部的肌肉拉伸能力就会变弱，这也会导致腰部容易疼痛。

因此，床垫的软硬度，以躺在上面时腰部没有明显下陷最为合适。

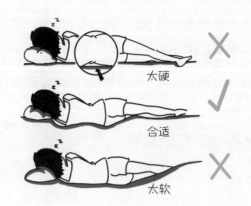

太硬   ✗

合适   ✓

太软   ✗

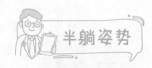

半躺姿势

半躺姿势容易让肌肉、韧带处于松弛状态，失去原有的固定作用，脊柱生理曲度变直，久而久之，就会造成腰椎间盘突出。

因此，即使下班回家了感觉很疲劳，也应尽量避免半躺在沙发上，特别是"葛优躺"，虽然舒服，但对颈椎、腰椎都有很大的伤害。

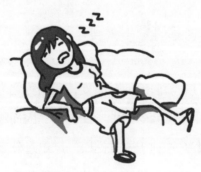

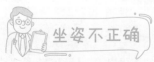

坐姿不正确

坐姿不正确是导致很多年轻人患上腰痛的重要原因，如坐位弯腰、跷二郎腿等，这些姿势容易造成腰椎受力加大、腰部肌肉紧张，长此以往导致腰椎间盘突出，甚至出现腰椎变形。

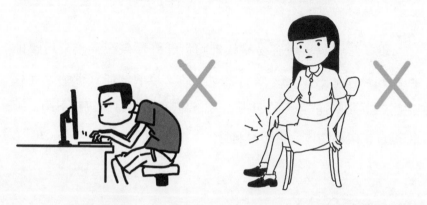

正确的坐姿应为：立腰，挺胸，上体自然挺直，双肩平正放松，两臂自然弯曲放在膝上，也可放在椅子、桌子或沙发的扶手上，双膝自然并拢，双腿正放或侧放，至少要坐满椅子的2/3，脊背轻靠椅背。起立时，右脚向后收半步而后起立。

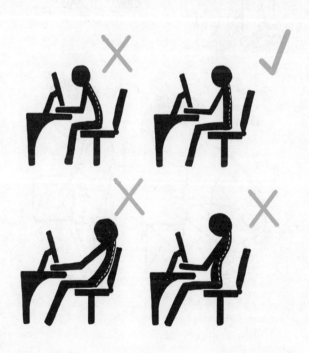

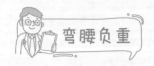

弯腰负重

    重复弯腰负重最容易导致椎间盘纤维环破裂，破裂后腰椎间盘髓核向后移动，突破后纵韧带而压迫周围血管神经，导致腰痛、下肢麻痛等不适。因此，需要搬重物时，应双腿下蹲，腰部挺直，搬起物体后再缓慢起身。

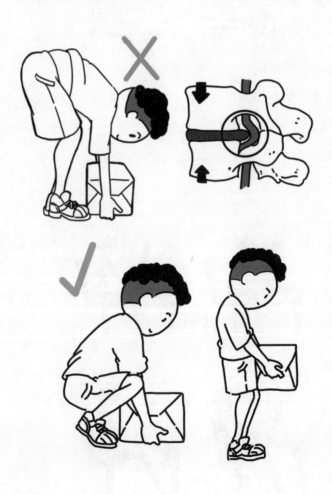

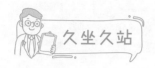
久坐久站

对都市白领而言，久坐不动是最大危险因素，久坐的姿势让腰椎间盘承受的压力过大，可导致椎间盘退变和突出。如果需要长时间坐着，要直起腰，弯腰缩背会加重椎间盘压力和负担，最好坐一个小时左右就起来活动一下。

必要时可以购买专用腰带，支撑起腰部，这是保护腰椎的一个方法。

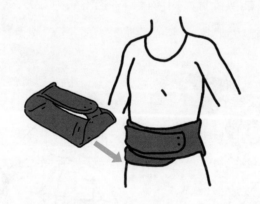

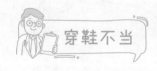
穿鞋不当

穿细高跟鞋走路时，身体会前倾，背部弧度增加。无跟鞋、平底鞋、人字拖同样糟糕，由于没有鞋底来减震缓冲，走路时容易步态不稳，这样体重无法均匀地分布在脊柱上，从而导致椎间盘受损。

因此，我们在平时最好少穿高跟鞋，在穿平底鞋时最好垫个足弓垫，如果要长时间行走或站立，最好选择有2厘米跟的鞋子。

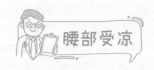
一到夏天，就会有不少人因为贪凉而冲冷水澡，或是赤身吹风扇、吹空调，又或是穿露腰装……这些生活中的不良习惯会使腰部受凉，风寒侵袭腰部经络，导致气血不畅，最终引起腰痛和腰部乏力。

因此即使在夏天，也千万不要过度贪凉，洗澡可用温水，尽量不让腰部接触到凉水，吹风扇、吹空调时，最好不要直接对着风口，如果不能换位置，用薄毯挡一挡不失为好方法，至于露腰装，还是忍痛割爱吧！

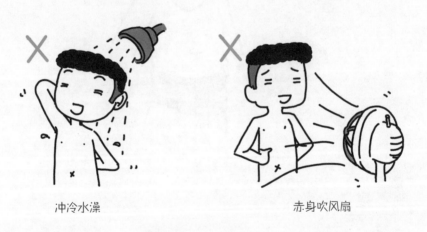

冲冷水澡　　　　　　　　　　　　赤身吹风扇

说了这么多，您知道该怎样保腰护腰了吗？腰痛与我们的不良生活作息习惯可以说是关系密切，所以，远离腰痛，从生活细节做起！

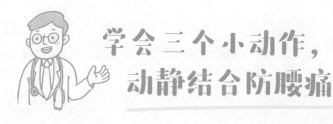

学会三个小动作,
动静结合防腰痛

张大哥患有腰痛3年了,时不时就犯病。今天来到医院,跟着医生做完训练后,腰痛缓解了不少。

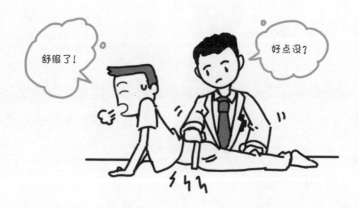

张大哥问道:"医生,我平时该怎么样保养我的腰椎才能预防腰痛啊?"

医生笑着说:"来,我教你几个动作就行了。"

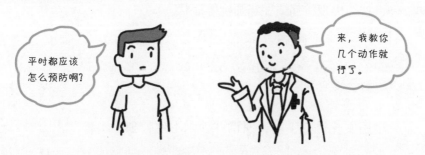

几个动作就可以轻松护腰、预防腰痛?张大哥难以置信。

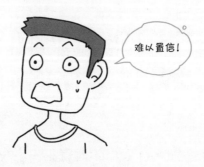

"不信吗？让我来给您解释解释。"医生自信地说。

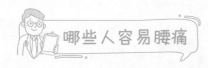

哪些人容易腰痛

现在大部分腰痛患者来自医生、教师、体力劳动者等人群。是的，医生也是腰痛的高发人群之一！这些群体主要的特点就是需要久站、久坐或者高频率弯腰负重。

这是为什么呢？

我们的人体总是处在一个动态的平衡当中，久站、久坐都会使肌肉紧绷，长此以往，紧绷的肌肉会变得僵硬，肌肉纤维缺血，容易引发炎症。弯腰负重则会使我们的椎间盘承受巨大的压力，久而久之就引发腰椎间盘突出，而一旦突出的椎间盘压迫到神经，就会出现腰痛或腿痛腿麻等症状。

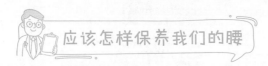

应该怎样保养我们的腰

中国文化讲究平衡，所谓"独阳不生，独阴不长"，阴阳调和才能达到天人合一。一阴一阳，放到我们的身体里，就是一动一静，动静结合，我们的身体才能处在健康的状态里。在护腰方面，咱们老祖宗的哲学在现代依然适用。

这里简单介绍几个动静结合的动作，只要平日里勤加练习，便能轻松护腰，预防腰痛。

眼镜蛇式

（1）起始动作为俯卧位，采用一个放松的姿势趴在床上，保持身体肌肉的放松。

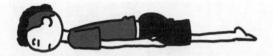

（2）两手撑床，与肩同宽，慢慢将上半身支撑抬起。

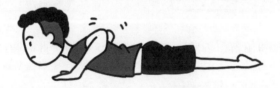

（3）身体抬起的同时仰头看天，此过程中骨盆紧贴床面不要抬起，腰背部肌肉保持放松的状态，坚持30秒，做3个来回。

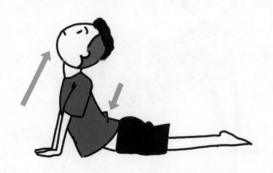

这个动作能很好地放松我们的腰背肌，同时增加腰椎的活动度。在运动过程中大家可能会感到一些酸胀感，这是由于腰椎活动不够产生的，多加练习，这种感觉就会减轻或消失。

猫拱背式

（1）起始动作为手膝位，即双手双膝着地，就像一个正准备爬行的婴儿一般。

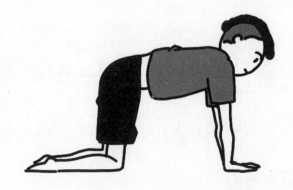

（2）腰椎下沉，肩膀下压，仰头看天花板，此时腹部肌肉会有拉伸感。

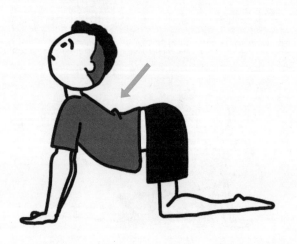

（3）慢慢回到起始动作后，低头，将下颚贴近锁骨，同时将背慢慢拱起，就像一只伸懒腰的猫一般。

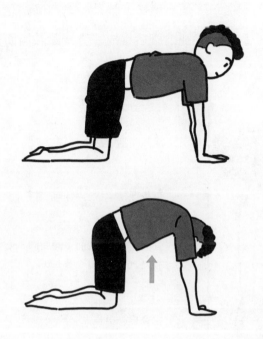

（4）再慢慢回到起始位，这个组合动作，做3~5次。

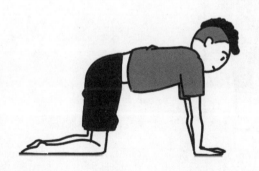

这个动作能很好地拉伸我们的腹肌和腰背肌，这两块肌肉恰恰是我们比较僵硬的肌肉，拉伸能使它们重新变得柔软，这组动作也有增进腰椎活动度的作用。

靠墙站

这个动作很简单，顾名思义，就是身体贴墙站立，后脑勺、肩膀、背部、臀部、小腿、脚后跟成一直线紧贴墙面，同时收紧腰腹，每次站立15~20分钟。

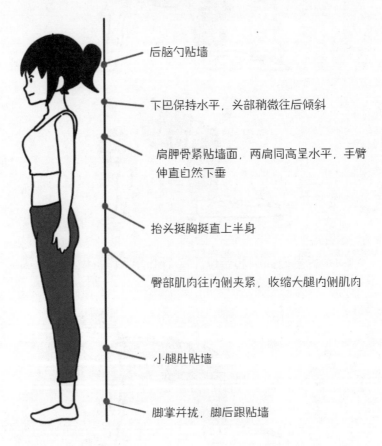

后脑勺贴墙

下巴保持水平，头部稍微往后倾斜

肩胛骨紧贴墙面，两肩同高呈水平，手臂伸直自然下垂

抬头挺胸挺直上半身

臀部肌肉往内侧夹紧，收缩大腿内侧肌肉

小腿肚贴墙

脚掌并拢，脚后跟贴墙

长期练习这个动作，可以矫正由于生活习惯不当造成的脊柱骨骼对线不正，使身体重新回到正确的力学姿势。脊柱回到了它应该在的地方，疼痛自然就没那么容易再发生了。

"以上三个动作，能将腰部紧张僵硬的肌肉放松下来，此为一'静'；能增进腰椎的活动度，此为一'动'，动静结合，帮助稳固腰椎，预防腰痛，张大哥，你都学会了吗？"医生一边做示范一边问道。

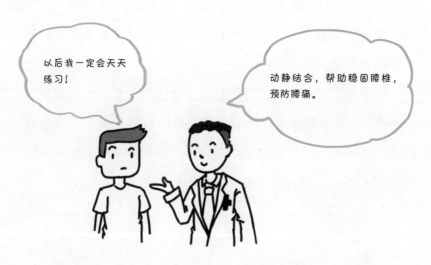

张大哥学得起劲，很快就掌握了要领，说道："轻轻松松三个动作，就可以预防腰痛，以后我一定会天天练习！"

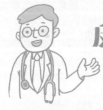

反复腰痛怎么办？
平板卷腹来帮您

　　王阿姨1年前被诊断有腰椎间盘突出症，反复腰痛，缠绵难愈，痛起来腰都弯不下去，腿也迈不开，只能扶着墙走，甚至连床都爬不起来。

　　如果她平时在家多注意休息，不弯腰搬重物，腰的症状就会好一些。1周前家里大扫除，一向勤劳的她爬上爬下，家里是打扫得一尘不染了，但是这么一通劳累，她的腰痛病又犯了，这下连床都下不了，家人只好送她到医院来诊治。

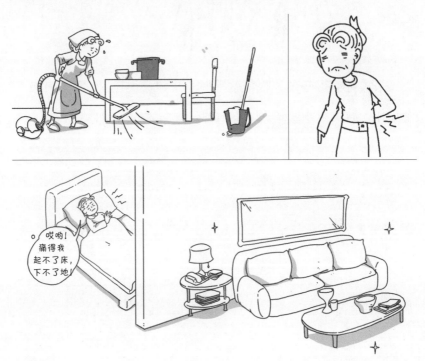

"医生啊，我的老毛病又犯了，怎么办呀？有没有什么办法能让我这把老骨头不要这么反反复复地折腾呢？"

"不要怕，这次给您介绍一个康复治疗师，他来帮您支招，教您几个特殊的动作，会对您很有帮助哦！"她的主治医师笑着告诉她。

"到底是什么样的动作呢？"王阿姨很好奇。

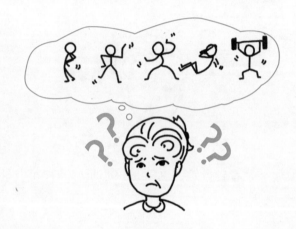

康复治疗师给她说了几个动作的名字，这几个名字听着熟悉而又陌生——平板支撑、卷腹、桥式运动。这几个动作真的能帮到她吗？

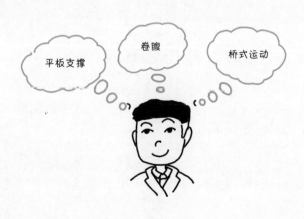

在康复治疗师的指导下，王阿姨认认真真地学完了这几个动作，并坚持训练，一段时间后，她感到腰部越来越轻松，活动也灵活了，腰痛再也没有反复，简直太神奇了！

王阿姨很奇怪，为什么这几个小小的动作有这样魔力呢？

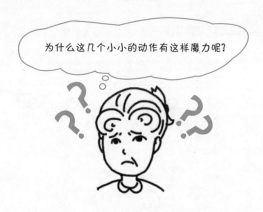

康复治疗师笑着告诉她，这就是核心肌群的神秘力量。

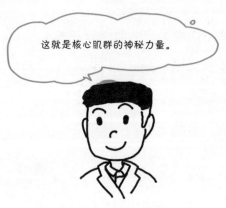

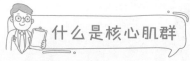

所谓核心肌群，就是在我们躯干上负责维护脊椎稳定性的重

要肌群，其位置通常在深层。它们能保持脊椎各部分结构维持在应有的位置，这样就不容易引起脊髓或者神经根的压迫以及损害。因此，当我们的核心肌群力量薄弱的时候，就更容易发生腰椎间盘突出，出现腰痛、腿麻等症状。

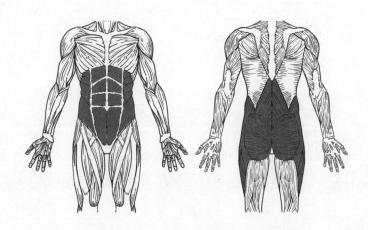

　　形象地讲，如果把脊椎想象成帆船上面的桅杆，核心肌群就相当于桅杆上的绳子，当每条绳子都拉紧的时候，桅杆的稳定性最好，不容易被风吹倒。相反，当绳子松弛的时候，桅杆容易摇摇晃晃，很容易就会被风吹倒。

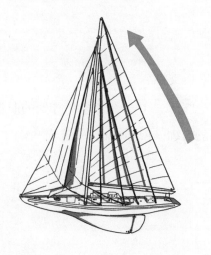

因此，当我们的核心肌群薄弱的时候，没有了核心肌群各方向的有力牵拉，腰椎就失去了稳固状态，就像这根摇摇欲坠的桅杆，而不稳定的脊椎在同样的负荷下更容易出现较大的活动度及位移，更容易发生潜在的腰椎小关节紊乱、脊椎侧弯、腰椎间盘突出及神经组织受压等问题。患者经常是提个重物，甚至弯个腰，一不小心就会出现腰痛的情况。

 为什么核心肌群如此薄弱

这跟现代人的生活方式有很大关系，久坐不动、运动不足、"葛优躺"、错误的坐姿和站姿等都会导致核心肌群力量下降。

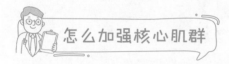 怎么加强核心肌群

不要紧张，核心肌群的力量是可以通过锻炼来赢回的！下面就教大家3个常用的核心肌群训练方法。

平板支撑

我们来介绍平板支撑。

它可使背部、腹部、下背部、臀部等处的肌群以及内收肌、膈肌等核心肌群都得到一定的锻炼。

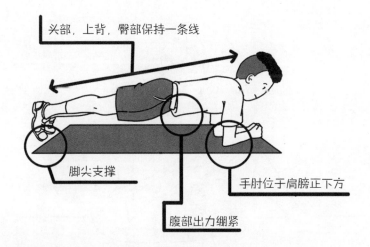

头部，上背，臀部保持一条线

脚尖支撑

手肘位于肩膀正下方

腹部出力绷紧

动作要领：

（1）动作类似俯卧撑的起始动作，但支撑点是前臂和脚尖。

（2）躯干保持挺直，头、肩、腰、踝成一条直线。

（3）上臂与地面垂直，头部保持正中位置，躯干挺直，收腹，臀部收紧，膝关节伸直。

训练强度：支撑30秒为1组，做2~3组，组间休息40秒，可随着肌肉力量的增加而延长锻炼时间。

注意：上肢的承重在于整个前臂，而不是肘关节。在整个过程中，一旦感觉无力支撑，动作变形，请停止训练。错误的动作不但没有锻炼效果，反而容易使我们受伤。

🫙 卷腹

我们来看看卷腹。

卷腹对腹直肌的锻炼效果最为显著，腹直肌就是我们常提到的"八块腹肌"，所以，想要追求"有型"腹肌的朋友，赶紧练起来吧！

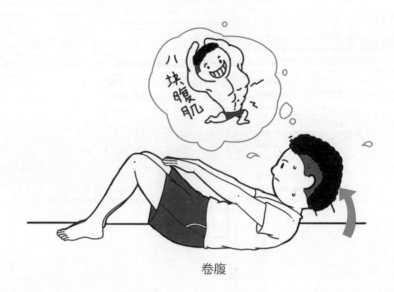

卷腹

动作要领：

（1）仰卧位，膝盖弯曲呈60°，双脚与肩同宽，双手置于大腿两侧。

（2）收缩腹部，双手向膝盖方向滑动，肩胛骨抬离地面，在最高点停留片刻，然后慢慢回到初始位置。

注意：在整个运动过程中，腰部始终紧贴地面。

训练强度：20个为1组，做2~3组，组间休息40秒。

桥式运动

再来看看桥式运动。

桥式运动因姿势像"桥"而得名，它可以锻炼身体背部的肌肉，同时对臀部的曲线塑造也有一定的效果。

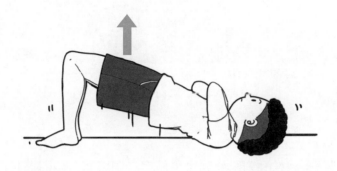

动作要领：

（1）仰卧位，双手交叠于胸前，膝关节弯曲呈60°，两脚与肩同宽。

（2）腰腹部发力，臀部收紧，将臀部抬离地面，挺直腰部，保持8~10秒后，慢慢回到起始位置。

训练强度：10个为1组，做2~3组，组间休息40秒。

注意：整个运动过程中，发力应当是稳定、均匀的，不应借助突然的爆发力将臀部快速抬起，因为这样容易使肌肉、关节受伤。

这3个核心肌群锻炼方法，能够帮助加强核心肌群的力量，稳固腰椎。每天只要花一点点时间，坚持下去，腰痛就不容易反复了。

当然，要远离腰痛仅仅靠这3个动作训练是不够的，有腰椎病的患者日常还需要注意避免一些容易损伤腰椎的生活细节，具体可以参见本章中"远离腰痛及乏力，生活细节需牢记"一节。

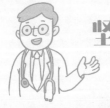

坚持锻炼仍腰痛，
小飞燕却有讲究

邻居张阿姨和刘阿姨到家里做客，闲聊间，她们提起自己反反复复的老毛病——腰痛。

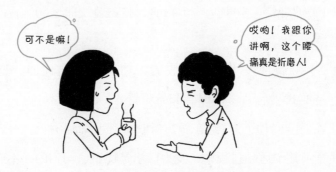

可不是嘛！

哎哟！我跟你讲啊，这个腰痛真是折磨人！

张阿姨说："我的腰椎间盘突出症，老是反反复复好不了，真烦心！"

"腰椎间盘突出症我也有啊，不过半年前去医院就诊，康复医生教我练习一套腰部保健操后，我天天练习，现在都半年了，平时基本不痛了，你要不要也试试？"刘阿姨兴奋地说。

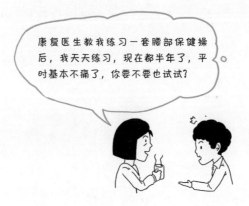

康复医生教我练习一套腰部保健操后，我天天练习，现在都半年了，平时基本不痛了，你要不要也试试？

张阿姨赶忙问道："这么神奇，是什么腰部保健操呀？"

刘阿姨得意地回答："名字很好听，叫作小飞燕，我来教你吧。"

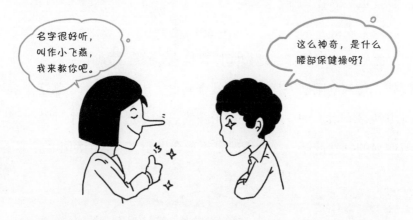

张阿姨皱皱眉说道："这套保健操我也在练啊，可是腰痛一直没见好转，反而有时候越练越痛。"

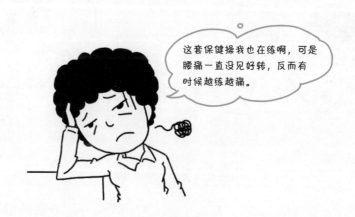

"怎么会这样呢？"刘阿姨很好奇，"大家一样是腰痛，为何我练了就好，你练了却没有效果呢？要不我们去医院问问我的康复医生吧。"

说走就走，刘阿姨和张阿姨带着满腹的疑问来到医院，刘阿姨连忙问："医生，您教我的小飞燕我坚持练习效果就很好，可我的朋友坚持练习却没有效果，腰痛反而有加重趋势，您快帮忙看看，这是为什么呢？"

医生说："张阿姨，我先帮您检查一下。"

医生给张阿姨仔细地做完体格检查，终于找到了原因："张阿姨，您和刘阿姨一样都患有腰椎间盘突出症，但小飞燕这个锻炼方法是有讲究的，并不是每个腰痛患者都适合做这个训练。您有明显的骨盆前倾，这种情况是不适合做小飞燕这个动作的。"

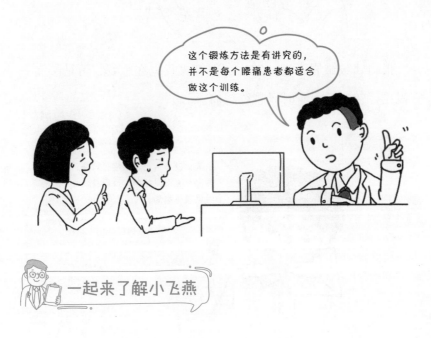

一起来了解小飞燕

如何做小飞燕

小飞燕动作要领：俯卧在床上，双臂放于身体两侧，双腿伸直，然后将头、上肢和下肢用力向上抬起，肘关节和膝关节不要弯曲，要始终保持伸直，如飞燕状。每次持续3～5秒后肌肉放松休息3～5秒，一般反复锻炼20～40次为1组。

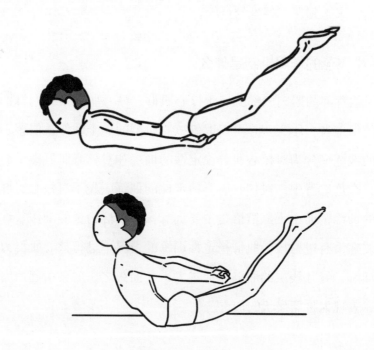

小飞燕对腰部能起到什么样的作用

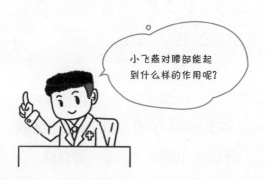

小飞燕对腰部能起到什么样的作用呢?

众所周知，小飞燕这个动作可以很好地锻炼腰部肌肉。许多患者朋友在医院做完常规治疗后，医生都会嘱咐患者回家后加强腰部肌肉的锻炼，小飞燕就是这类常用训练动作之一。

它主要是通过加强腰背部伸肌的力量，使部分突出的椎间盘还纳，来达到保养腰椎的目的。

小飞燕的作用机制是什么

腰背部的肌肉大部分属于核心肌群，核心肌群是我们脊椎稳定的保卫者，小飞燕是可以锻炼核心肌群的一个动作。但核心肌群的锻炼又分为对核心肌群稳定性的训练和对核心肌群力量的训练，在这二者中，对核心肌群稳定性的训练应先于对核心肌群力量的训练，而小飞燕恰恰是主要训练核心肌群力量的动作。许多朋友在没有进行核心肌群稳定性训练的情况下进行核心肌群力量的训练，导致浅层的肌群负荷过大，久而久之，就会引起肌肉劳损，表现为腰痛症状的加重。

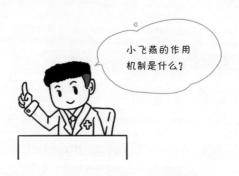

小飞燕可使部分突出的腰椎间盘还纳（但腰椎生理曲线加大时不宜进行此训练）。长期弯腰引起的腰椎间盘突出是导致现在许多人腰痛的一大主因，小飞燕动作与引起腰椎间盘突出弯腰的动作相反，因此，有治疗腰椎间盘突出的效果。

弯腰时，腰椎间盘向后膨出，压迫脊髓或神经根，引起疼痛。

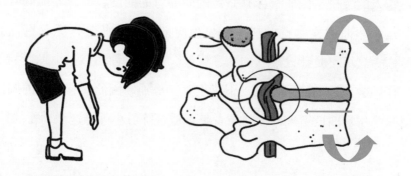

做小飞燕时，腰部向腹侧弯曲，腰椎间盘回纳，疼痛减轻。

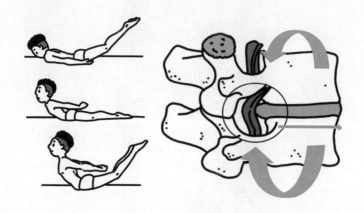

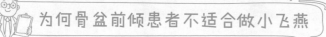

为何骨盆前倾患者不适合做小飞燕

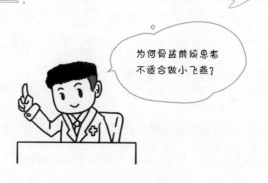

为何骨盆前倾患者
不适合做小飞燕？

骨盆前倾表现出来的是腰椎生理曲度增大，如下图所示，正常人的腰椎从侧面看会有一定的向前弯的曲度，但骨盆前倾时，这个弯曲的程度就增加了，显得腹部更往前凸起，臀部更往后翘，这可不是让人羡慕的"翘臀"，而是一种病态！小飞燕的动作则会让这种情况恶化，不亚于火上浇油。因此，有骨盆前倾或腰椎生理曲度增大的腰痛患者是不适合练习小飞燕这个动作的。

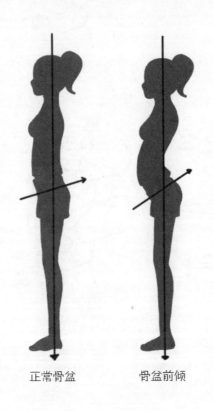

正常骨盆　　　　　　骨盆前倾

 如何判断自己适不适合做小飞燕

类似小飞燕这种强度较低的锻炼动作，在动作正确的情况下对大部分人都不会造成伤害。在一小部分不适合这个动作的人身上可能会加剧疼痛症状，但也别太担心，身体会告诉你，你适不适合做这个动作。当你的身体在练习完动作以后出现疼痛或者疼痛加重的趋势时，说明这个动作对你的身体产生了不好的影响，这时你就应该停下来，检查动作是否正确，如果确保姿势正确，疼痛却依然没有改善，你就要去咨询一下医生看自己是否适合做这个动作了。

　　经过医生的解说，张阿姨知道了小飞燕训练是有讲究的。不是每个腰痛患者都能做小飞燕，而是要先分清腰痛的原因。如果骨盆前倾或腰椎生理曲度增大，就不适合做小飞燕了，而是应该先矫正骨盆前倾的问题。那么如何矫正骨盆前倾呢？我们来看看下一节。

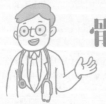

骨盆前倾屡腰痛？
康复矫正有妙招

张女士："医生，我今年28岁，未曾婚育，您看我也不胖，我的曲线还挺好，同事们都说我前凸后翘，但是久站之后总是觉得腰部酸痛，甚至肩颈痛，这是怎么回事呢？"

医生仔细给张女士检查后说："您这种情况属于骨盆前倾。"

"骨盆前倾是什么呢？为什么会导致这些问题的出现？"张女士很疑惑。

"且听我细细道来。"医生耐心地说。

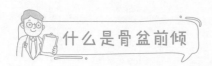
什么是骨盆前倾

骨盆前倾是骨盆位置偏移的病态现象，前倾的骨盆会较正确的骨盆位置向前倾斜一定的角度。骨盆前倾最明显的症状是臀部后凸，此外，即使患者的腰臀比、BMI值和体重都在正常范围，小腹仍旧前凸。

我们简单地用一张图展示一下。

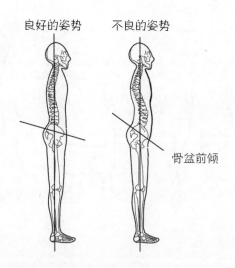

良好的姿势　　不良的姿势

骨盆前倾

　　如果将我们的骨盆想象成一个装满水的桶，骨盆前倾则是水桶向前倾倒，使得桶中的水泼出的样子。

　　骨盆是承接我们上半身和下半身的中心区域，具有非常重要的作用。如果骨盆发生位置的异常改变，日常中就很容易出现腰部疼痛。而由于骨盆位置异常不容易被发现，由其引起的一些疼痛也经常被判断成其他部位的疾病，最常见的就是骨盆引起腰部及膝盖疼痛，往往被误判为腰椎或是膝关节的问题。

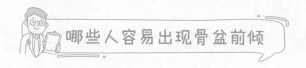

哪些人容易出现骨盆前倾

　　孕妇、职业模特、有啤酒肚的人、重量训练的健身者、长时间伏案工作的人等容易被骨盆前倾"找上门"。这类人往往主动或被动地长时间维持某种错误的姿势，使得腰椎长期过度弯曲，骨盆维持前倾的状态。例如孕妇和有啤酒肚的人，都是因为腹部重量大而不得不向前挺肚子，造成骨盆前倾。

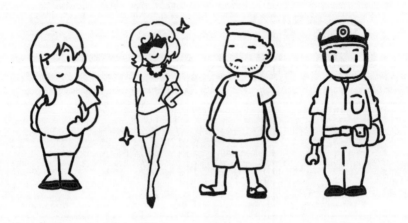

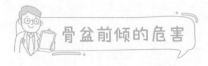
骨盆前倾的危害

💊 体态失衡及下半身肥胖

体态失衡会引起内脏下垂、小腹凸起、臀部横向发展和下垂等，破坏身体曲线。另外，骨盆倾斜使各部位的活动受到限制，活动不足使得肌肉衰退，肌肉消耗的能量减少，最终导致脂肪囤积，俗称"长胖"。

💊 便秘及经期不适

骨盆支持着整个腹部，具有保护内脏及外生殖器的重要功能，骨盆变形会影响盆腔内的脏器及外生殖器。例如骨盆倾斜使其中的肠道变形、位移，就会导致便秘，而如果子宫、卵巢等器官受压变形，就会导致供血不足而致疾病发生，在经期也会影响经血排出，造成经期不适。

肩颈酸胀、腰背痛

倾斜的骨盆会牵拉到腰部周围的肌肉，使得腰部神经受到压迫而引起腰痛。另外，骨盆不稳定会使得腰部、后背及肩部的肌肉长期紧张而变得僵硬，影响这些部位的血液流通，进而引发肩颈疼痛。

慢性疲劳、体寒

骨盆的倾斜使得血管受到压迫，阻碍血液正常地循环流通，正常工作的肌肉也会因骨骼变形而被拉长，为维持正常功能而持续紧张，久而久之就会造成肌肉的慢性疲劳。肌肉紧张、僵硬后，血液和淋巴液流动不畅，身体就会发冷，也更容易畏寒。

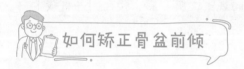

如何矫正骨盆前倾

纠正体态，维持正确的坐姿和站姿

正确的坐姿不能是头部前伸的，也不能习惯性地挺腰，而是要把重心放在坐骨上，自然挺直上半身。工作时的正确姿势我们可以参照下页图的要求。

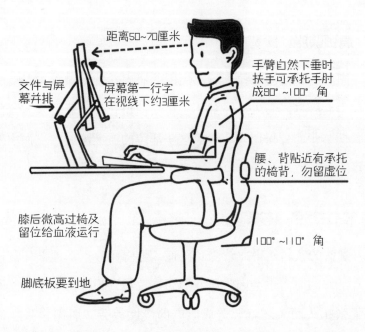

距离50~70厘米

文件与屏幕并排

屏幕第一行字在视线下约3厘米

手臂自然下垂时扶手可承托手肘成90°~100°角

腰、背贴近有承托的椅背，勿留虚位

膝后微高过椅及留位给血液运行

100°~110°角

脚底板要到地

　　正确的站姿则如下图最右侧的姿势：脚跟并拢，背部挺直，收紧小腹，保持直立。从侧面观察，头、肩、腰在同一直线上，同样，不要习惯性挺腰。

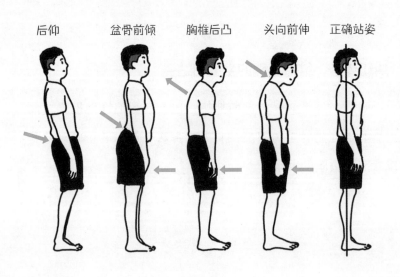

后仰　　盆骨前倾　　胸椎后凸　　头向前伸　　正确站姿

🧴 臀桥运动

这是加强臀部及核心肌肉的训练。仰躺在平面上，下巴尽可能向内收回，靠近胸前，双手伸直放置在身体两侧，双腿屈曲并分开与肩膀同宽，用力使臀部向上抬高，并在最高点时保持3~5秒，之后回落到起始位，10次为1组，每天3组。

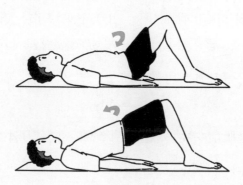

🧴 臀部肌肉拉伸

仰卧，右侧大腿屈曲，双手交叉抱住右腿，并使其尽量靠近胸前，之后右手松开，左手放在右腿膝盖外侧，使右腿靠向左边地面，感到右侧臀部有牵拉感时保持20~30秒，之后慢慢回到起始位，整个过程中，腰背部尽可能贴紧地面，同样的方法换左侧大腿。左右各3次为1组，每天3组。

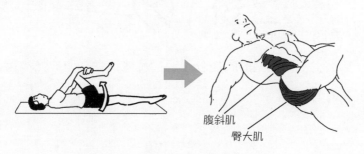

腹斜肌

臀大肌

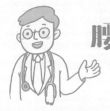

腰痛药膳学问多，
养生保健疼痛消

张阿姨的老伴这几天因为腰痛住院了，看着平时生龙活虎的老伴突然病倒在床上动弹不得，几天下来瘦了一大圈，张阿姨真是心急如焚！这不，一大早她就在菜市场转悠，想着做点什么好吃的给老伴好好补补。可是，转了一圈又一圈，都不知道买点什么好。

突然，她眼前一亮，救星来了！那不是邻居小刘吗？她可是中医院的护士，问她准没错。果然，听了张阿姨的诉说后，小刘胸有成竹地说："阿姨，腰痛有很多种证型，每一种证型适宜的饮食都不一样，这里面学问大着呢！您这次可真是问对人了！"

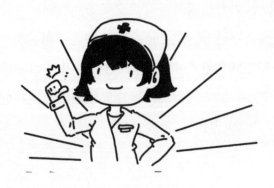

那么，不同证型的腰痛分别通过哪些饮食来调护呢？让我们一起来看看吧！

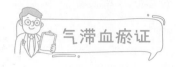
气滞血瘀证

这一证型多由外伤扭挫或长期久坐劳累，气血瘀滞于筋脉，不通则痛。主要表现为腰痛剧烈，腰部僵硬，翻身、起床、坐立、行走均困难，一般腰痛夜间会加重，影响睡眠，患者也常因疼痛剧烈而无法行走。

饮食调护：宜进食行气活血化瘀之品，如黑木耳、金针菇、三七、鸡血藤、桃仁、川芎、牛膝等。推荐药膳方：三七地黄瘦肉汤。

三七地黄瘦肉汤做法：

三七（打碎）10克，生地黄12克，枸杞子12克，红枣8克，瘦猪肉250克，放入砂锅，加适量水，大火煮沸后改小火煮半小时至瘦肉熟烂，放入食盐适量即可。

注意事项：一般隔2~3天吃1次。近期腹泻的患者慎用。

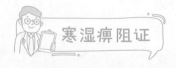
寒湿痹阻证

这一证型常由感受风寒湿邪，痹阻经络，气血不畅所致。长期待在空调房的人和"露腰一族"常见此证型的腰痛。主要表现为腰腿部冷痛，痛处游走不定，每遇阴雨天、天气变冷或腰部受寒后疼痛加剧，天气回暖或热敷后症状可减轻。

饮食调护：宜进食温经散寒、祛湿通络的食物，如当归、羊肉、黄酒、苍术、木瓜、狗脊、淫羊藿、桑寄生等。忌凉性食物及生冷瓜果、冷饮，日常生活中还要注意保暖。推荐药膳方：当归生姜羊肉汤。

当归生姜羊肉汤做法：

当归30克，生姜50克，冲洗干净，切片备用；羊肉500克，剔去筋膜，放入开水锅中焯水后沥干，切片备用。将当归、生姜、羊肉放入砂锅中，加清水适量，大火煮沸后撇去浮沫，再改为小火炖至羊肉熟烂，加入食盐适量即可。

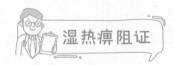

湿热痹阻证

这一证型多由饮食不节，损伤脾胃，湿热内生，痹阻腰部经络，经气不通所致。主要表现为腰部疼痛，常伴有下肢麻痛，痛处有热感或有关节红肿，活动受限，自觉口渴却不想喝水。

饮食调护：宜进食清热利湿通络之品，如丝瓜、冬瓜、赤小豆、玉米须、黄柏、土茯苓、秦艽等。忌辛辣燥热之品，如葱、蒜、胡椒等。推荐药膳方：土茯苓排骨汤。

土茯苓排骨汤做法：

排骨100克焯水洗净，加入山药10克、生姜3片、土茯苓10克、薏苡仁20克，放入炖盅，加水适量，文火炖煮1小时，出锅后加盐调味即可。

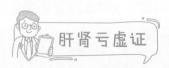

肝肾亏虚证

这一证型多见于老年人，多由年老体衰、肝肾亏虚，局部经脉失养所致。主要表现为腰腿痛持续时间长、反复发作，常伴腰膝酸软，多于活动后加重，卧床休息后可减轻。可分为阴虚证及阳虚证。阴虚证者常感心情烦躁、口苦咽干，常失眠多梦。阳虚证者则见四肢冰凉、形寒畏冷，经常大热天穿着厚衣裤却仍觉得很冷。

(1) 阴虚证

阴虚者宜进食滋阴填精、滋养肝肾之品，如黑芝麻、木耳、熟地黄、枸杞子、桑椹、女贞子、山茱萸等。忌辛辣香燥之品。推荐药膳方：熟地鸡汤。

熟地鸡汤做法：

母鸡肉500克，当归25克，熟地黄25克，枸杞子25克，红枣10枚。老母鸡宰杀干净后取用半只，剔去肥肉，斩成大块，焯水后用清水漂净。其余用料分别淘洗干净，红枣去枣核。洗净煲后，放进3000克清水，再将煲置于炉上。待煲内水滚后，将所有用料倒进煲内煲之。煲内水再滚后，用小火煲2小时即可。煲好后，把药渣捞出，用油、盐调味，喝汤吃肉。

(2) 阳虚证

阳虚者宜进食温壮肾阳、补精益髓之品，如黑豆、核桃、腰果、杜仲、续断等。忌生冷瓜果及寒凉食物。推荐药膳方：杜仲猪尾汤。

杜仲猪尾汤做法：

猪尾烧净毛，砍成段；梅肉切成块；杜仲10克，党参10克，续断10克，洗净待用；生姜3片，去皮切片；葱捆成把。烧热锅下油，放入姜片炝香，投入猪尾、黄酒炒片刻，注入清水，煮去其中异味，倒出待用。将砂煲放置于火上，加入猪尾、梅肉、杜仲、党参、续断、葱把，再加入清汤，用小火煲1小时，去掉葱把，加入盐、味精、胡椒粉调味，再煲20分钟即可。

在看过以上的介绍后，调治腰痛的药膳学问您掌握了多少呢？相信经过科学的饮食调护配合专业医生的精心治疗，腰痛顽疾将与您"分道扬镳"！

但是，需要注意的是，药膳虽然好吃，但是不能替代药物和专业的治疗手段。如果腰痛不能缓解，还是要及时到医院就诊，寻求专业治疗，不要耽误病情哦！

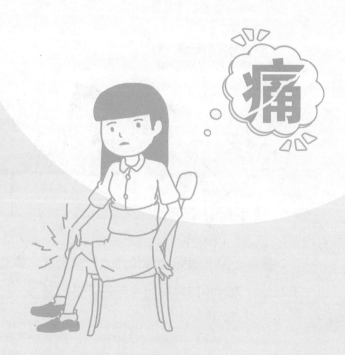

一步“蹬”天

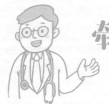

牵伸训练梨状肌，臀腿酸痛早消失

李叔，今年60岁，因患梨状肌综合征在医院做了一个疗程的治疗，症状已经大为好转，但仍时不时出现臀腿部的隐隐酸痛。

最后一次治疗做完，李叔对医生说："医生，我感觉还是没有完全好，如果这个病以后再犯该怎么办啊？"

医生说："您不用担心，我再教您一套梨状肌牵伸的训练方法，您自己在家坚持做，这样不仅能巩固疗效，还能预防下次再犯呢！"

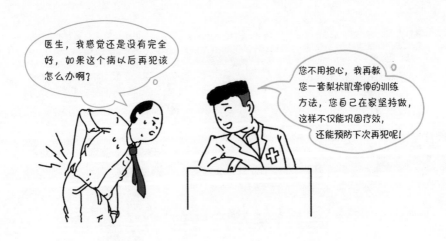

那么，梨状肌综合征是什么？又是什么样的训练方法，能够有巩固疗效、预防再发的神奇效果呢？

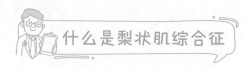

梨状肌综合征是引起急慢性坐骨神经痛的常见疾病。当梨状肌受到损伤，发生充血、水肿、痉挛、粘连和挛缩时，会挤压其间穿出的坐骨神经，因而出现臀部疼痛麻木，向下肢放射，严重时患者甚至无法行走。

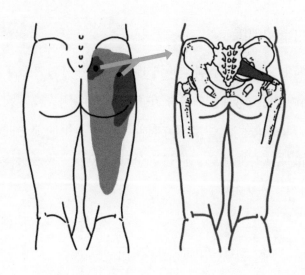

发生梨状肌综合征的原因有哪些

（1）臀部急性外伤出血、粘连、瘢痕形成。

（2）注射药物使梨状肌变性、纤维挛缩。

（3）髋臼后上部骨折移位、骨痂过大。

（4）坐骨神经出骨盆时路径变异。

梨状肌的牵伸训练，是指将肢体在一定的时间内固定在某一个特定的位置，通过特定动作直接牵伸梨状肌，可以放松僵硬的梨状肌，促进局部血液循环，从而减轻神经压迫，缓解由梨状肌充血、水肿所带来的一系列症状。

坐位的牵伸训练

坐在地上，先将两腿伸直贴于地面，腰部挺直，双手撑在身后，然后将患侧腿弯曲，脚掌抵在健侧大腿内侧，健侧腿保持伸直状态。双手沿健侧腿往足部方向伸，身体尽量向前弯曲，直到患侧臀部微痛或有紧绷感。保持这个动作30秒后放松身体。此动作10次为1组，每天2组。

注意事项：牵伸过程中要保持腰背部挺直，尽量不让健侧膝盖离开地面。

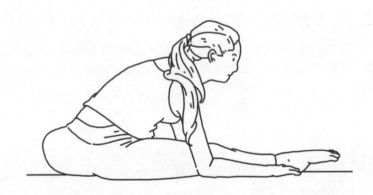

🍶 站立位的牵伸训练

（1）面向桌子站立在桌前，桌面高度不宜高过髋关节，将患侧腿弯曲90°平放在桌面上，健侧腿直立，然后身体向前方倾斜，直到患侧臀部有微痛或紧绷感。保持这个动作30秒后重新直立身体。此动作10次为1组，每天2组。

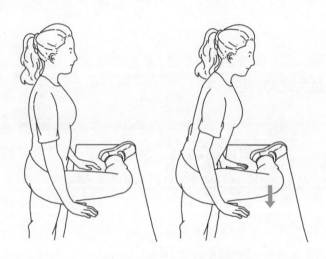

（2）双腿直立，然后患侧腿向外慢慢抬起，直到感觉大腿内侧有紧张感，然后放松患侧腿并重新回到双腿直立姿势。做此动作时，也可在患侧脚踝处绑一条弹力带，弹力带的另一端可以绑在稳固的物体上。在可承受的疼痛范围内，重复此动作。此动作10~15次为1组，每天3组。

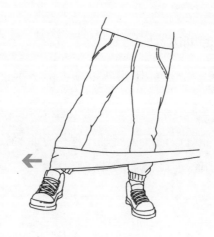

🍶 卧位的牵伸训练

（1）平躺，双腿放平，将患侧膝盖抬起，用健侧的手抓住患侧脚踝，拉动脚踝向肩膀方向运动。也可以用患侧的手托住膝盖来辅助运动，但不要用力推动膝盖。此动作10次为1组，每天2组。

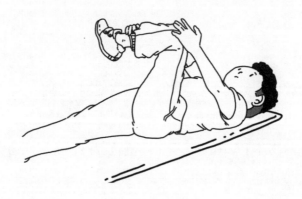

（2）双腿放平，患侧下肢抬起弯曲并交叉越过对侧膝盖，用健侧的手抓住膝盖或大腿，然后轻轻将大腿掰向健侧，直到患侧臀部有微痛或紧绷感。需要注意的是，在拉伸过程中患侧髋部不要离开地面。此动作10次为1组，每天2组。

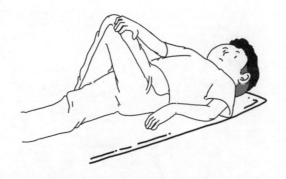

（3）平躺，健侧腿抬起后弯曲，患侧腿弯曲交叉置于健侧膝盖上方，双手环抱健侧膝盖后部，然后拉动两侧膝盖向健侧的肩部运动。此动作10次为1组，每天2组。

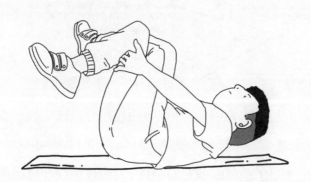

（4）双手撑地，双膝跪于地面，双脚摆向健侧，然后将健侧下肢向下伸直。体位摆好后，将身体向下滑动，肩膀向膝盖运动。注意不要让患侧的脚向后伸直。此动作10次为1组，每天2组。

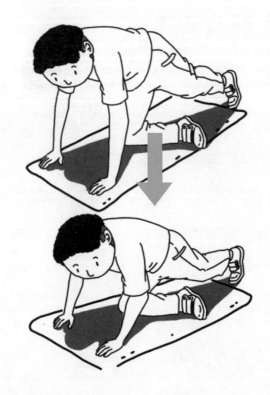

　　这套梨状肌的自我牵伸训练方法能很好地锻炼腰背肌力量，缓解梨状肌痉挛，减轻神经压迫，缓解疼痛，减少本病的复发。

　　需要注意的是，练习以上动作时，锻炼的强度要根据个人情况调整，如无不适，可逐渐加大锻炼量。如果疼痛较为剧烈，可减少用力，并在动作之间稍作休息。在训练过程中，每个动作都要充分、到位，而不必追求数量多。

　　李叔认认真真地学习了这套牵伸训练方法，坚持了一段时间后，告诉医生，自己臀腿部的酸痛已经没有了，现在每天都能在公园和老朋友们练剑了呢。

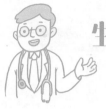

生活锻炼两手抓，
膝盖健康乐无忧

　　张阿姨非常喜欢跳广场舞，她每天都准时出现在广场上，每次都能成为"广场舞之星"。但跳的时间长了，她开始出现膝关节疼痛，这让她的"广场舞事业"受到严重影响。有一天，她终于忍受不了，来到医院咨询医生。

　　"陈医生，我平时就是跳跳广场舞，膝盖以前也没受过伤，怎么这段时间膝盖痛得厉害？现在跳舞都跳不动了。"

　　陈医生给张阿姨做了系统的检查后告诉她："张姐，您这是半月板损伤，广场舞跳多了，也会损伤膝盖的。"

　　"这是什么病？从来没听过。"张阿姨很疑惑。

　　"让我来细细跟您解释一下吧。"陈医生耐心地说。

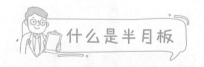
什么是半月板

　　半月板是位于我们膝关节股骨和胫骨之间的新月形纤维软骨，分为内侧和外侧两部分。它的主要作用有两个：一是增大股骨和胫骨的接触面积，分散膝关节的压力，加强膝关节的稳定性；二是在两块骨头之间充当垫片的角色，缓冲活动对膝关节产生的巨大压力。除此之外它还有润滑关节软骨、提供关节内本体感觉、引导膝关节运动轨迹等作用。

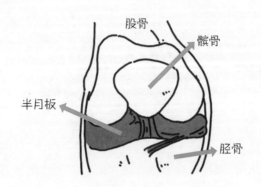

股骨

髌骨

半月板

胫骨

 半月板损伤可以恢复吗

半月板损伤是不可逆的！

由于膝关节的解剖结构特殊，半月板有血液供应的区域主要是半月板边缘，这部分区域的血液是由相邻的滑膜及关节囊内血管供应的，而半月板内缘是无血液供应的区域。由下图可见，图中的"红区"是有血液供应的区域，"白区"是无血液供应的区域。必须要有血液供应，我们身体的器官才能获得必需的营养并带走代谢废物，因此，在这种缺乏血液供应的环境下，半月板在磨损后，就无法进行自我修复了。

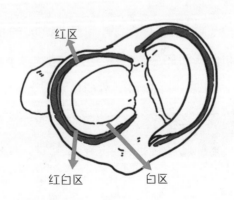

红区

红白区   白区

① 疼痛

疼痛是身体给予我们最直观的感受。半月板损伤的患者在关节间隙位置上常有较为固定的疼痛点，在活动膝关节时疼痛加重。

② 交锁症状

少数患者在活动时会有膝关节屈伸障碍，在经过手法治疗后，交锁症状多能解除。

③ 肌肉萎缩

病程长的患者，位于膝盖上方的股四头肌会逐渐萎缩。

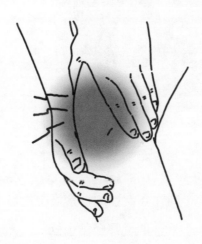

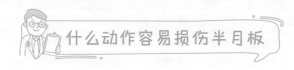

屈膝伴旋转

　　屈膝伴旋转在广场舞中是很常见的一个动作。特别是在舞蹈过程当中，这个动作常常伴随一个快速的发力，关节之间的旋转、挤压会给半月板造成巨大的压力，使之更容易撕裂。

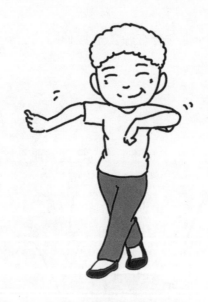

膝关节内扣

　　膝关节内扣这个动作在女性的日常当中相当常见，比如后图中的动作，可能很多女性朋友都会"中枪"。可以想象，运动时膝关节内扣的姿势，会给半月板造成多大的损伤。

也有人会问：医生，那我不做运动不跑步不就好了？

那可不是！在我们蹲下如厕时，如果也保持膝关节内扣的习惯，膝关节依然会承受来自体重的巨大压力。

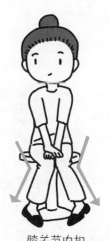

膝关节内扣

跷二郎腿及盘腿坐

跷二郎腿和盘腿坐都对半月板有挤压，不过，由于这两个动作一般不伴随体重的加压，对半月板损伤相对没有那么大。

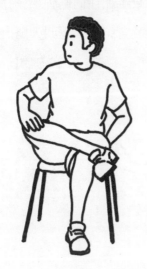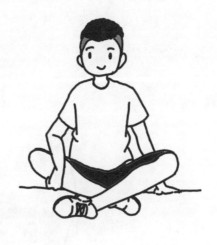

 半月板损伤后我们能做什么

临床医生会根据患者半月板损伤的程度不同选择手术治疗或者保守治疗。康复介入通常是在患者半月板修补术后或者保守治疗期间进行。

相对于临床医生直接对半月板进行修补或者用药物减轻炎症反应，我们康复的思路在于改善膝关节周围肌肉柔韧性，促进周围血液循环，加强膝关节周围肌肉力量以减轻关节压力，重建本体感觉，防止错误的运动模式进一步损伤半月板。

因此，我们自己在家时，也可以遵循这个康复思路，做一些简单的运动来减缓半月板的损伤。让我们一起来看看都有哪些方法吧！

拉伸股四头肌

单腿站立，一只手扶住墙面，另一只手抓住同侧脚踝屈膝，并尽可能使脚后跟靠近同侧臀部，同时腰背挺直，感到大腿前面有牵拉感时保持20~30秒，然后换另一侧腿。左右各3次为1组，每天3组。

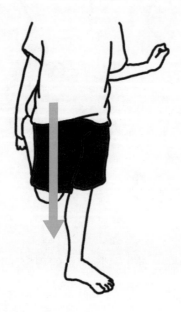

拉伸臀大肌

　　仰卧，一侧腿屈曲，双手交叉抱住该侧腿膝盖下方，在无痛的情况下使其尽量靠近胸前，同时腰背贴紧地面，感到臀部有牵拉感时保持20~30秒，然后换另一侧腿，左右各3次为1组，每天3组。

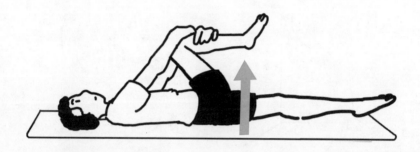

拉伸阔筋膜张肌

　　在平地坐下，一侧腿屈曲并跨过对侧大腿踩在地面上，屈曲腿同侧手撑住地面，对侧手放在屈曲腿的膝盖上，用力使该侧腿下压并靠近胸口，同时身体朝反方向扭转，感到大腿外侧有牵拉感时保持20~30秒，3次为1组，每天3组。

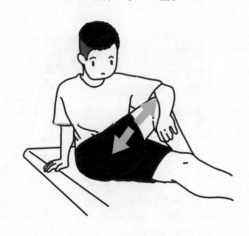

🧴 静蹲

　　背靠墙壁或者瑜伽球站立，双脚分开与肩膀同宽，膝盖朝着脚尖方向，双腿屈曲慢慢下蹲，在下蹲过程中膝盖不可内扣，同时感受大腿发力，保持10秒，3次为1组，每天3组。

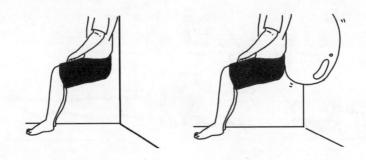

🧴 单脚站、单脚蹲

　　在平地或台阶上站立，将健侧腿抬起，单脚站。患侧屈膝，缓慢单脚下蹲，再缓慢起立，下蹲时膝盖朝向第二脚趾方向，膝关节不可内扣或者外翻，下蹲程度以不感觉疼痛为准。15次为1组，每天早、中、晚各3组。

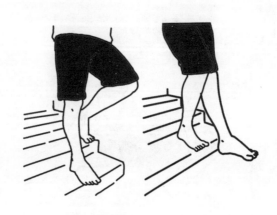

原来如此，张阿姨顿时豁然开朗，"看来还得把这些知识普及给自己的舞友们才行！"

　　因此，想要享受生活，"舞动全场"，还得注意生活细节，尽早锻炼才行。希望热爱广场舞的中年人、老年人，都能在自己的江湖里，远离伤痛，叱咤风云！

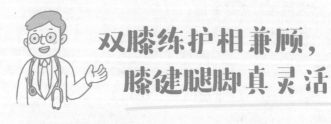

双膝练护相兼顾，
膝健腿脚真灵活

赵阿姨退休之后，都听别人说要多去运动才能更好地保护身体，所以她每天都会去晨练，晚上还会去跳跳广场舞。

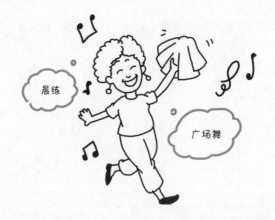

晨练

广场舞

但这半年来，虽然一直在锻炼，但赵阿姨还是觉得膝盖有疼痛、酸软的症状，赵阿姨去医院认真地咨询了医生，为什么她一直在锻炼，膝盖还是会受伤呢？

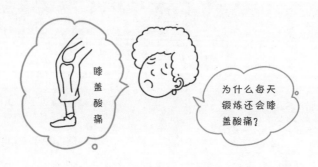

膝盖酸痛

为什么每天锻炼还会膝盖酸痛？

医生仔细检查了一下赵阿姨的膝关节，"这是膝关节退行性病变，让我来给您解释解释。"

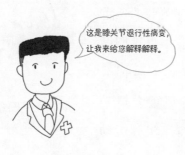

这是膝关节退行性病变，让我来给您解释解释。

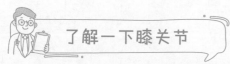

了解一下膝关节

膝关节是我们身体最复杂、最大的关节，同时也是很容易发生损伤的关节。膝关节内有一个关节腔，关节腔里有关节滑液（润滑液），对膝关节能够起到润滑、缓冲的作用。

膝盖前方可用手摸到的髌骨具有保护膝关节的作用，髌骨自身无淋巴液和血液的供应，所以如果髌骨受伤，损伤的恢复将会很慢。同样，当损伤到膝关节的软骨、半月板等不易再生的组织时，膝关节的恢复同样会很慢。

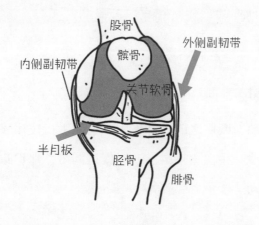

股骨

髌骨

外侧副韧带

内侧副韧带

关节软骨

半月板

胫骨

腓骨

当我们躺下来时，膝关节的负重最低，几乎是零；当身体直立站起或走路时，膝关节的负重大概是体重的1~2倍；当我们做上坡、下坡或者是上下阶梯等动作时，膝关节的负重大概是体重的3~4倍；进行跑步等运动时，膝关节的负重大约是体重的4倍；做打球等运动时，膝关节的负重大约是体重的6倍；当我

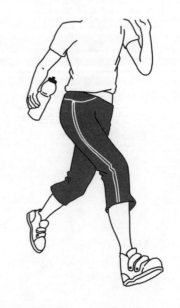

们跪着或蹲着时，膝关节负重约是体重的8倍。举个例子：一个体重60千克的人，当他跑步的时候，膝关节承受的重量大约是60×4=240千克。

膝关节本身无法被锻炼，但我们可以通过适量运动，增加膝关节内部的润滑，以及加强膝关节周围的腿部肌肉等减低膝关节的负担，从而保护我们的膝关节。

 锻炼时如何保护膝关节

运动热身

在做运动、锻炼之前，首先用双手的手指按揉膝关节，尤其是膝关节下缘，手法缓慢柔和，以促进润滑，保护膝盖，并且做一些热身运动。

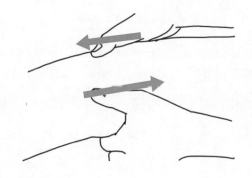

🧴 保持体重

　　人体膝关节的最大承受重量大约在20岁前后形成，假如一个人20岁时体重60千克，到中年以后体重逐渐增加，膝关节的负担就会逐渐加大，老化速度也会大大加快，所以中老年人切忌过度饮食导致体重过度增加。

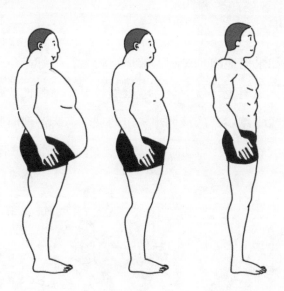

📌 注意保暖

膝关节需要保暖。当遇寒时，膝关节周围血管收缩，就会影响局部血液循环，对于已经有损伤的膝关节而言，寒冷会进一步加重疼痛等症状，也会进一步损伤膝关节。所以在秋冬季要注意膝关节保暖，不要穿着未干的衣物。

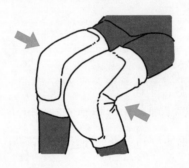

📌 运动防护

在硬地如水泥地跑步对膝关节压迫较大，最好避免在这种场地运动。如无法避免，就应该穿着鞋底较厚、有弹性的鞋子。如果是在跑步机上跑步，应该调出一定的坡度，脚落地时脚跟、脚掌、脚尖依次着地。在运动时可以戴上护膝，额外保护膝关节。

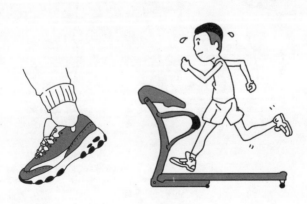

减少负荷

原本膝关节已经有疾病的人，尽量不要负重上下楼梯，也要减少登山次数，减少久站的时间，以避免因负荷过大而加重膝关节的病症。

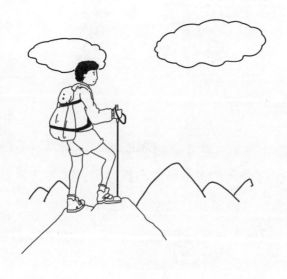

 哪些锻炼对膝关节有益

弓步训练

上半身直立，做弓步动作，一侧腿向前呈屈膝状，另一腿伸直，能感受到伸直的腿后部有肌肉拉伸感，膝盖都朝前，膝关节不要内扣或外展。起身回到直立状态时，做到腿部发力以收回前侧的腿，交替进行左右腿的弓步训练，以个人膝关节耐受为度。

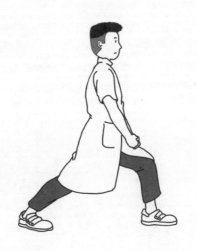

🧴 单腿屈膝下蹲

　　侧身站在墙边或其他有倚靠的地方，靠墙侧手轻扶保证安全。上身保持直立状态，一侧小腿伸出，膝关节伸直，脚掌离地，另一侧腿缓慢屈膝，慢慢下蹲，下蹲的程度以个人能力为准，下蹲角度越大对膝关节的要求越高。能力较好者可在动作维持几秒后慢慢起身，起身时应腿部肌肉发力回到直立状态。

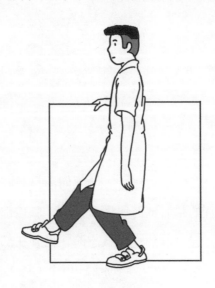

🧴 踮脚

在安全的平地上放置两个平衡垫，站上去后小腿发力踮起脚尖，保持上半身直立，身体不要前倾，踝关节不要内翻或外翻，脚尖朝前，踮起时保持平衡垫上身体平衡，下落时应注意速度放缓，不宜猛然下落。

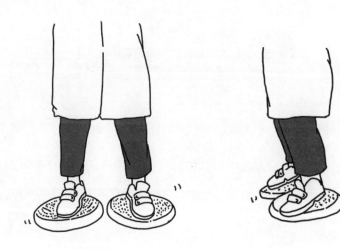

🧴 仰卧交替抬腿

仰卧于床上，上半身放松，一侧下肢伸直置于床面，另一侧下肢伸直抬离床面约30°，训练至患者下肢肌肉有酸胀感为度。

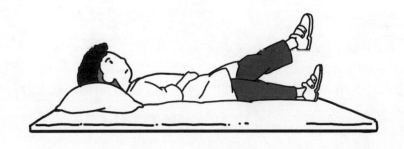

🧴 俯卧交替抬腿

俯卧于床上，一侧下肢伸直贴于床面，另一侧下肢伸直抬高，感受臀部肌肉收缩，尽可能高的抬离床面，落下时应缓慢，不宜猛然下落。

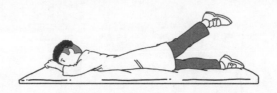

🧴 蹲起动作

上身保持直立状态，可手轻扶物体，下蹲角度不小于90°（具体角度视个人能力），膝盖尽量不超过脚尖，感受腿部肌肉发力。

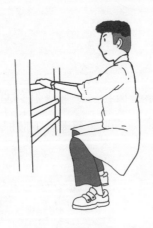

大家在运动热身后可以适当进行上述锻炼，注意练护结合，这样就能既做好膝关节的保护，又做到膝关节的锻炼，以更好地延长我们膝关节的寿命。

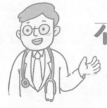

不小心崴脚咋办?
早期治疗是关键

黄阿姨非常喜欢跳舞,自从广场舞流行起来后,黄阿姨几乎每天都在自家楼下跳上两三个小时。3天前,黄阿姨不小心把脚崴了,脚踝肿起来了,走起路来隐隐作痛,但是黄阿姨并没有重视它,只是自己买了点药酒擦擦。

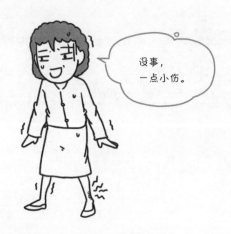

隔壁的刘阿姨看到黄阿姨的脚踝就问:"黄大姐,你这脚踝看起来有点肿,是扭伤了吧?"

"可不是嘛,前几天下楼时不小心把脚给崴了,没事,擦擦药酒就好了。"黄阿姨满不在乎地说。

"那可不行,脚踝扭伤了不及时治疗,以后容易再次扭伤,反反复复好不了,您还是到医院看看吧,我的脚踝之前也扭伤过,就是没有及时治疗,您看我,时不时要痛一下的,连广场舞都不怎么敢跳。”刘阿姨着急地说。

黄阿姨听了刘阿姨的话有些担心，要是不及时治疗，以后不能跳舞，那就惨了，于是她赶紧到医院就诊。

“医生，我前几天不小心崴了一下脚，现在该怎么办？”黄阿姨着急地问。

“您别着急，我先帮您检查一下。”医生说。

医生仔细检查后告诉黄阿姨：“您这是踝关节扭伤，需要尽早治疗，要是错过了最佳的治疗时间，变成了陈旧性损伤，就算不痛了，踝关节再次损伤的可能性也会变高，幸亏您来得及时呀。”

“怪不得，我邻居刘大姐说她崴脚之后，很容易就会再崴到脚，好像脚踝一直都没好的样子。”黄阿姨豁然开朗，追问道，“那么，不小心崴脚了，踝关节会怎么样？我们应该怎么处理呢？”

“听我慢慢跟您解释。”医生温和地回答。

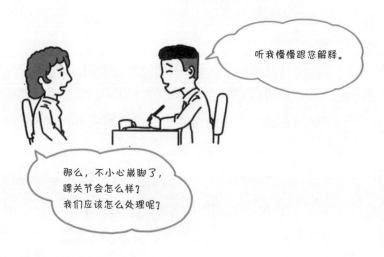

听我慢慢跟您解释。

那么，不小心崴脚了，踝关节会怎么样？我们应该怎么处理呢？

什么是踝关节扭伤

"崴脚"其实就是踝关节扭伤，扭伤发生后会立即出现踝关节周围肿痛、活动受限的症状。踝关节扭伤是最常见的运动损伤之一，有资料显示，它占所有运动损伤的20%~40%。

许多人对踝关节扭伤抱着无所谓的态度，认为这种伤"休养两天就会好"，其实不然。踝关节扭伤多有踝关节周围韧带的过度牵拉或撕裂，严重者可伴有撕脱性骨折。因此，踝关节扭伤不可不重视。

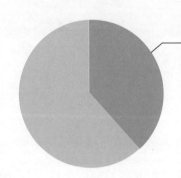

崴脚造成的运动损伤占
所有运动损伤的20%~40%

踝关节扭伤应早期治疗

踝关节是人运动的枢纽，也是重要的承重关节，其状态的好坏直接影响我们的生活质量。踝关节扭伤后，适当的休息必不可少，但只有休息并不能完全改善踝关节扭伤。如早期治疗不当，韧带过度松弛未能得到恢复，可造成踝关节不稳。这样一来，踝关节容易再次扭伤，并可能出现疼痛、肿胀、步态不稳等慢性期症状，也会引起其他关节损伤，出现连锁反应。如果病情严重，甚至可能出现关节软骨损伤，发生创伤性关节炎，严重影响行走功能。因此，只有早期就诊、早期检查、早期治疗，才能取得良好的疗效。

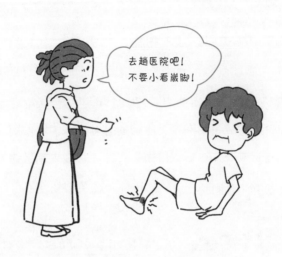

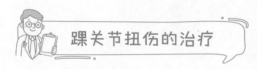
踝关节扭伤的治疗

一般在踝关节扭伤后，通过询问病史，结合X线片、MRI等检查，医生就能做出正确的诊断，并进行相应的治疗，以消除致痛因素，增强关节稳定，缓解症状。

急性期

急性期是指损伤后24～48小时，在这段时间内可以冰敷患处，每次冰敷10～20分钟，每6小时一次。48小时之后的两三天，就可以改用热敷，以促使局部组织渗液尽快吸收，减轻疼痛。必要时，可用胶布敷贴踝部，固定制动2～3周，也可以用石膏固定。这是踝关节扭伤的保守治疗方法，处于急性期的初次损伤患者，如果损伤没有累及韧带组织，就可以在专科医生的指导下保守治疗，遵守休息、冰敷、加压包扎、抬高患肢的原则，大多可以获得满意的疗效。

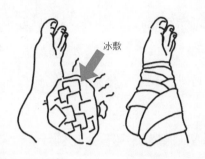

冰敷

慢性损伤期

慢性损伤的患者保守治疗效果则相对较差。这时，治疗的目的主要是改善疼痛和踝关节不稳定的症状，有时还需要通过手术重建韧带来改善踝关节的稳定性，也可以通过微创的踝关节镜手术来改善滑膜炎及软骨损伤等问题。

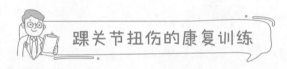

踝关节扭伤的康复训练

康复时机

踝关节稳定由韧带和肌肉共同负责，全面练习其周围肌群对增强关节稳定性有着积极的意义。对于较为轻微的踝关节扭伤，也就是疼痛不严重，伴有肿胀和活动受限的患者，在扭伤48小时以后就可以进行康复训练了。这是因为踝关节的稳定由韧带和肌肉共同负责，全面练习它周围的肌群，对增强关节稳定性有积极意义。

🧴 康复训练方法

① 放松小腿肌群

将双腿平放，先勾起脚，让足背尽量靠近小腿前侧，以牵拉放松小腿腓肠肌和比目鱼肌，这可以增加踝关节活动度。

牵拉放松腓肠肌：在平地坐下，一侧腿弯曲，一侧腿伸直，双手交叉拉住伸直一侧的脚尖，使脚尖朝身体的方向上翘，感受小腿后侧的牵拉感，保持20~30秒。3次为1组，每天3组。

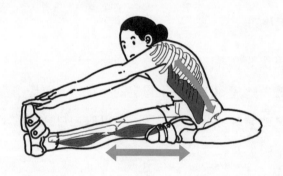

牵拉放松比目鱼肌：在平地坐下，双侧膝盖微微屈曲，双手拉住脚尖，使脚尖朝身体的方向上翘，感受小腿后侧的牵拉感，保持20~30秒。3次为1组，每天3组。

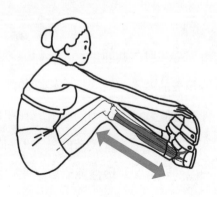

然后，进行踝关节环绕练习，上、下、左、右转动脚踝即可，也可以想象是在用脚踝画"十"字。

注意事项：整个过程需要保证腿部不发生移动，只动脚踝。

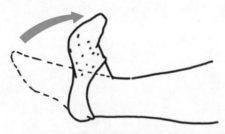

增强踝周肌力训练

②　踝部训练

如果脚踝力量不足，其稳定性就会明显下降，这是造成习惯性崴脚的主要原因，我们可以利用弹力带进行力量增强练习。

（1）踝外翻训练。

用弹力带套住两脚，患脚用力往外侧翻，10次为1组，做3~5组。

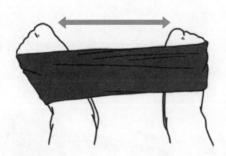

（2）踝内翻训练。

弹力带套在患侧脚掌内侧，远端固定，患脚用力往内侧翻，10次为1组，做3~5组。

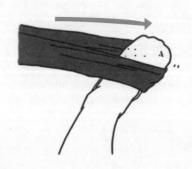

（3）抗阻勾脚。

以弹力带套在脚背施加阻力，远端固定，脚背从伸直状态勾起，尽量往小腿前侧靠拢，稍作停顿，慢慢放松，10次为1组，做3~5组。

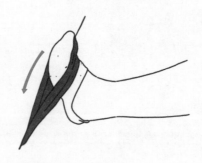

（4）抗阻绷脚。

以弹力带为阻力，近端固定，套在脚上，从屈曲位做到伸直位，稍作停顿，慢慢放开，10次为1组，做3~5组。

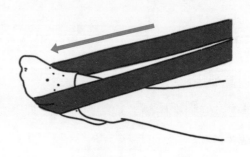

③ 平衡训练

用患侧下肢直立，健侧下肢离地，保持平衡10~30秒，缓慢放下，10次为1组，可做3~5组。

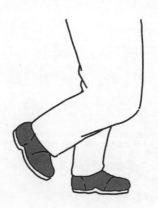

听完医生的讲解，黄阿姨受益匪浅，"太好了，这些训练我们在家里就可以做。"

医生回答说："是的，您的扭伤较轻，48小时后就可以做这些训练了，能帮助您早日恢复关节功能。"

"学完这几招，以后大家崴脚后跟着我做训练就行了，都不用上医院了，真方便！"黄阿姨一边学一边得意地说。

医生赶忙回答："那可不行，踝关节损伤程度不同，有个体化差异。没有医学专业基础，在不了解损伤情况时贸然训练，可能会造成损伤进一步加重哦！因此，踝关节扭伤后建议尽早到专业医疗机构就诊，接受最合理的诊断与治疗。"

"原来如此，还好您告诉我这些，谢谢您！"黄阿姨感激地说。

黄阿姨按照医生的指导回家训练，几天后，脚踝不再肿痛，行动也灵活了，恢复到了扭伤前的状态，又可以开心地跳广场舞了。

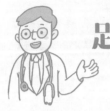

足底刺痛莫大意，
当心足底筋膜炎

张先生的母亲今年60岁，5年前从偏远农村来到深圳帮他带孩子，如今孩子长大了，但是母亲的腿脚却越来越不好了。最近，老太太经常感到左侧足底疼痛，涂抹止痛药水、吃止痛药都不见效，而且越来越重，走路都一瘸一拐的。张先生连忙带着母亲去医院，医生仔细查体后给她拍了X线片，结果提示：跟骨骨刺。

医生说："这是足底筋膜炎。"

"这是什么病？怎么得的？怎么治疗？能治好吗？"张先生着急地问。

医生笑了笑，说："别急，这病比较难治，但可以治好。"

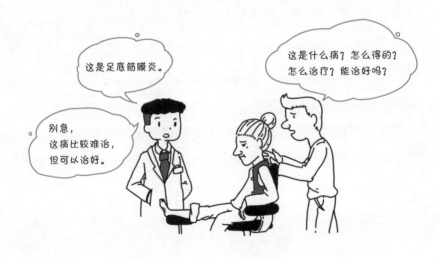

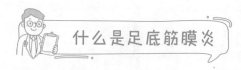

什么是足底筋膜炎

　　足底筋膜炎是足底的肌腱或者筋膜发生的无菌性炎症。它最常见的症状是足跟疼痛，晨起时疼痛明显，走路过多时疼痛会加剧，严重的甚至在站立时也有疼痛感，患者经常同时存在跟骨骨刺。足底筋膜炎的一个特征是足底近足跟处压痛，有时压痛较剧烈，且持续存在。检查者用一只手将患者脚趾向背侧屈曲以使足底筋膜拉紧，然后用另一只手的拇指或食指沿筋膜从足跟至足前部进行触诊，就可以引发局部点压痛。

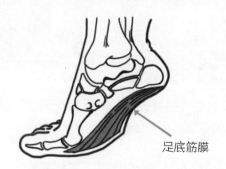

足底筋膜

发生足底筋膜炎的原因

　　由于超负荷压力的长期作用，造成足底筋膜的急性或慢性损伤，是引起疼痛的主要原因。造成足底筋膜炎的可能因素包括肥胖，长时间站立、行走或跳跃，扁平足，高弓足，足跟肌腱过短，踝背屈减少和跟骨骨刺。这些反复微创造成的损伤易引发足底筋膜炎。

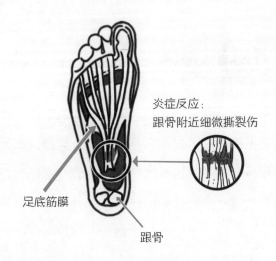

炎症反应：
跟骨附近细微撕裂伤

足底筋膜

跟骨

小贴士：跟骨骨刺需要手术治疗吗?

"骨刺"其实就是骨质增生，这是由于关节长期运动造成软骨磨损、破坏，从而促使骨头自身修补、硬化与增生，产生骨刺。人体具有自我修复功能，它具备一套很神奇的自我调节、自我保护、自我平衡的机制，我们称之为"代偿机制"，骨刺就是这个代偿机制之一，是人体为适应力的变化而产生的一种自我保护反应。可以说，骨刺是骨骼的"修理工"。

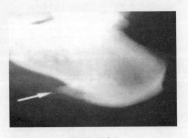

跟骨·骨刺

人体的骨骼系统就是一台完整的机械，关节就好比机械轴承，主要靠光滑的关节面相互接触活动，而周围的软组织对关节的正常运动进行限制和稳定。随着年龄的增长，骨骼及关节周围的肌肉、韧带和软骨等都会发生退行性病变，骨及关节的稳定性就会下降。这时，机体为了适应这些变化，重新恢复稳定，就会通过骨质增生的方式增加骨骼表面积，减轻骨骼承受的压强，使骨骼和关节重新变得稳定。骨刺的生长，其实是在保护关节！

因此，长骨刺的地方，就是负荷最大、使用频率比较高的关节。骨刺的形状，其实不是一根刺，大部分是块状、鳞片状的，表面都是光滑的，很少是"扎"在肉里的。其实很多人都会有骨质增生，但并不一定有症状。因为大部分骨刺都是缓慢地、悄无声息地生长，维持着机体的平衡。之所以出现疼痛、麻木、运动障碍等症状，主要是骨刺比较大，且累及了神经和血管或造成局部组织无菌性炎症。虽然骨质增生现象随着年龄的增长而增加，但是，骨质增生的程度是有限度的，不会无限制地发展下去。所以，长了骨刺并不需要手术切除。

 得了足底筋膜炎该怎么办

治疗足底筋膜炎的方法众多，下面介绍几种疗效明显的方法。

避免穿平底鞋和光脚走路

鞋底太薄或光脚走路，会使脚掌长时间处于受力状态，足底筋膜更易疲劳。

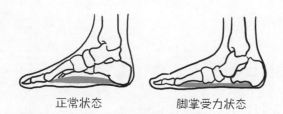

正常状态　　　　脚掌受力状态

使用足弓支撑垫或足跟垫

足弓支撑垫和足跟垫能很好地分散压力，改善脚掌受力状态。

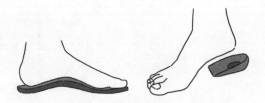

避免足底过度劳累

多休息，减少过度跑步、跳舞、跳跃。

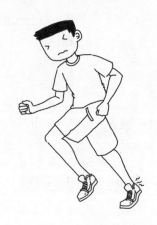

足底热敷

非急性疼痛可用热毛巾外敷，促进血液循环，减轻疼痛，但要注意避免烫伤。

外用消炎止痛药

疼痛时可外用扶他林、活络油等。

💊 口服止痛药物

如果疼痛难忍，可以适当服用芬必得或者双氯芬酸钠等止痛药。

💊 局部冲击波治疗

冲击波治疗能够有效缓解足底筋膜疲劳，缓解疼痛。

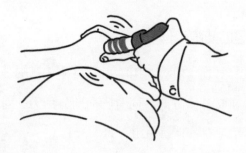

💊 针灸、推拿

针灸、推拿也对改善足底疼痛有较好的疗效。

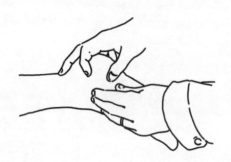

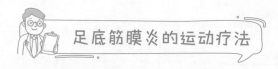

足底筋膜炎的运动疗法

足底筋膜之所以会发生炎症，与足底筋膜承压过重有关，但其源头却是患者小腿肌肉力量不足。因此，增强小腿肌肉力量，也可以缓解疼痛，同时也是预防足底筋膜炎的有效方法。下面为大家推荐四种防治足底筋膜炎的"小绝招"。选择最适合自己的一种或两种，坚持每天做2组，每组做10次，每次持续15秒左右即可。若时间太短，效果不佳；时间太长，容易造成肌肉疲劳。因此，适可而止就好。

腓肠肌−足底筋膜牵伸

在平地坐下，双腿伸直，用毛巾包裹住一侧脚尖，双手拉紧毛巾，使脚尖朝向身体方向，同时脚向前方用力，对抗毛巾的拉力，保持20秒。左右各1次为1组，每天3组。

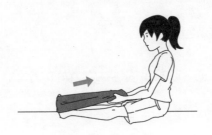

足踝转动

坐在椅子上，小腿搭在另一把椅子上，脚尖绷紧，顺时针做环绕动作。左右各10次为1组，每天3组。

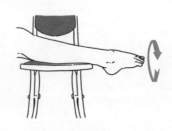

🧴 脚趾弯曲

站立，双脚踩在厚垫子或台阶上，双脚脚趾悬空在外，脚趾弯曲，保持5秒后放松为1次，每天5~10次。

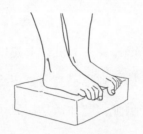

🧴 脚趾毛巾弯曲训练

站立，双脚踩在一条毛巾上，脚趾屈曲做抓毛巾动作，保持5秒后放松为1次，每天5~10次。

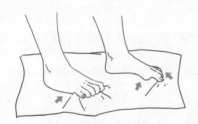

张先生的母亲经过一段时间的综合治疗和运动训练后，脚跟完全不痛了，走路也灵活多了，看着母亲又恢复了往日的健康，张先生脸上也露出了笑容。

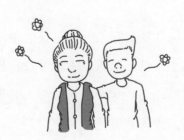

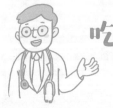

吃出来的痛风病，关键在于管住嘴

大年初七，过完年第一天上班，王先生就坐在轮椅上由家人推到医院看病。难道是扭到腰了？还是扭到脚了？原来都不是，看他那又红又肿的大脚趾，就知道是痛风了。这几天亲朋好友聚会，少不了一顿接一顿地胡吃海喝，这不，痛快之后大脚趾头就开始抗议了，又红又肿不说，还疼得睡不着觉、走不了路。医生看诊后，抽血化验发现血尿酸高达573μmol/L。

医生问王先生："你平时喜欢吃什么？以前有没有过类似情况发生？"

王先生说："我平时就喜欢和几个朋友一起喝喝酒，吃吃宵夜，以前倒是没这种情况，怎么这次这么严重。"

医生说："你现在这个情况是痛风发作了，这是长期积累得来的病，和你平时的生活习惯有很大关系，你听我慢慢给你分析。"

 痛风是个什么病

痛风是一种常见且复杂的关节炎，各个年龄段均可能罹患本病，男性发病率高于女性。痛风患者经常会在夜晚突然出现关节部位剧烈疼痛、红肿，患者常常会被疼醒，有患者描述疼痛感类似于大脚趾被火烧。疼痛感慢慢减轻直至消失，一般需要几天或几周不等。最常发病的关节是第一跖趾关节，还常见于膝、踝、肩、肘等关节。如果没有及时进行有效治疗，甚至还是不忌口的话，症状就会反复发生，不仅疼痛会反复，还会形成痛风石、出现关节变形，甚至会损害肾脏，出现肾衰竭。

造成痛风的原因是什么

造成痛风的原因是由于嘌呤代谢紊乱和/或尿酸排泄减少致使体内尿酸水平升高，尿酸盐结晶沉积在关节囊、滑膜囊、软骨、骨质而引起的关节周围软组织红肿热痛。

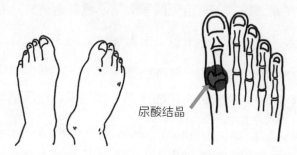

尿酸结晶

通常来说，导致痛风的主要因素包括以下几点：①饮食原因。②天气变化，如温度、气压突变。③服用某些药物。④家族史等。

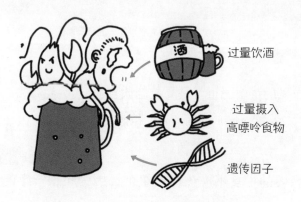

过量饮酒

过量摄入
高嘌呤食物

遗传因子

血液中尿酸长期增高是痛风发生的关键病因。人体尿酸主要来源于两个方面：一个是人体细胞内蛋白质分解代谢产生的核酸和其他嘌呤类化合物，经一些酶的作用而生成内源性尿酸；另一个是食物中所含的嘌呤类化合物、核酸及核蛋白成分，经过消化与吸收后，经一些酶的作用生成外源性尿酸。一般情况下，我们身体中的尿酸代谢会维持相对平衡，每天尿酸的排出量和生成量都保持动态平衡，这样不会对我们的身体造成影响，但是如果尿酸的平衡被打破，就会出现尿酸紊乱，导致血尿酸含量升高，这样一来就可能在关节处形成尿酸盐结晶，导致痛风。

一些高嘌呤食物（如海鲜等）在经过代谢后，其中部分衍生物可以引发原来积蓄在软组织的尿酸结晶重新溶解，这时就会诱发并加重关节炎。而饮酒更容易引发痛风，因为酒精在肝组织代谢时，会大量吸收水分，使血液浓度增加，原来在血液中已经接近饱和的尿酸从血液中析出，加速进入软组织，形成结晶，导致身体免疫系统过度反应而造成炎症。因此，痛风古称"王者之疾"，因为此症好发在达官贵人的身上。从这些方面来看，王先生的痛风发作，显然与他的饮食习惯有关。

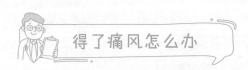

得了痛风怎么办

控制痛风的重中之重就是要控制饮食！

（1）不吃富含嘌呤的食物和辛辣、腌制食品，以免诱发痛风发作。

痛风患者的主食不应该选用粗粮，因为粗粮产生的嘌呤较

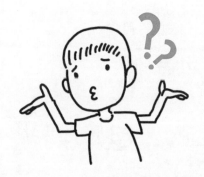

多，所以尽量避免食用糙米、粗面粉、全麦片等。日常饮食中，不必限制鸡蛋和牛奶、鱼、鸡肉、牛羊肉，但是不宜吃富含嘌呤物质的食物，如各种动物内脏，肉类汤汁，火锅，各类海鲜如海鱼（特别是沙丁鱼）、鱼子、虾、蟹及发酵食物。素食中的各种豆类（特别是豌豆）、花生米、菠菜、菜花、蘑菇、海菜等也不宜食用。辣椒及腌制类食品可以诱发或加重痛风，应禁止食用。

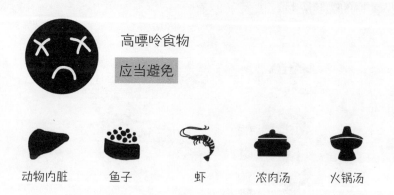

高嘌呤食物
应当避免

动物内脏　　鱼子　　　虾　　　浓肉汤　　火锅汤

低嘌呤食物

推荐食用

奶

蛋

浅色叶菜

根茎类
蔬菜

茄果类
蔬菜

瓜类蔬菜

水果

粮食

　　成人一天的嘌呤摄入量建议在600毫克至1000毫克，有痛风病史的人要控制每天嘌呤摄入量在500毫克以下！下图标示了常见食物的嘌呤含量，供大家参考。

 肉类嘌呤含量（毫克每100克）

 鸡肉
140

 猪肉
132

 鸭肉
138

 羊肉
111

 兔肉
107

 牛肉
84

蔬果类嘌呤含量（毫克每100克）

 豆芽
500

 芦笋
500

 紫菜
274

 香菇
214

 海带
96.6

 银耳
98.9

 腰果
80.5

 豆类
50-70

 鱼虾类嘌呤含量（毫克每100克）

 带鱼
391

 蛤蜊
316

 咸水鱼
>250

 淡水鱼
<140

 虾
137

 螃蟹
81.6

（2）控制脂肪与蛋白质的摄入，预防痛风发生和症状加重。

痛风与肥胖、高脂血症密切相关。痛风患者的饮食应以清淡的素食为主，可以多吃一些含嘌呤较低的奶类和蛋类，痛风患者的蛋白质摄入应限制在每千克体重每日0.8~1.0克以下，脂肪的摄入量应控制在每日60克以下，禁止吃动物油。

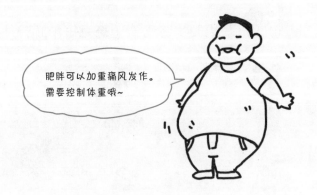

（3）多饮水有利于尿酸的排出。

痛风患者应多饮水，这样有利于尿酸的排出，每日饮水量应在2000毫升以上，同时一定要戒掉喝酒尤其是啤酒的习惯，不要以酒代水。

痛风的发作不仅和高尿酸有关系，也和其他一些因素有着不可分割的联系，比如过度疲劳、受凉或者高血压控制不好，都极有可能诱发痛风。这就要求我们在日常生活中保护好自己的身体，不要让自己过度疲劳，也不要让自己着凉，有高血压的患者更要注意维持稳定的血压，这样才能更好地避免痛风发作。

另外，长期坚持适量运动可以改善体内尿酸代谢水平，减少痛风出现的概率。

因此，只要我们保持正常的生活习惯，定期进行血尿酸的监测，再配合药物治疗，就可以把尿酸控制在合理范围之内，减少痛风的发生。如果您痛风发作，出现关节红肿疼痛剧烈的症状，请及时到专科就诊，这样医生才能让您接受正确的治疗，做好症状管理和预防。